Bambini e ADHD Un Viaggio di Crescita

La Storia di una Mamma
Sfide, Soluzioni e Speranza

Di Valentina Corsetti

Capitolo 1: La Scoperta

1.1. Prime Indicazioni: Comportamenti e Segnali

Da quando Luca era piccolo, ho sempre saputo che c'era qualcosa di **univoco** nel suo modo di essere. Non era solo **l'energia inesauribile** che sembrava avere, quella vivacità che gli altri bambini mostravano solo di tanto in tanto. Era qualcosa di più profondo, più complesso. Guardavo come i suoi piccoli occhi si muovevano rapidamente, cercando sempre qualcosa di nuovo da esplorare, da toccare, da sentire.

La prima volta che ho veramente considerato che potesse avere l'ADHD è stata una giornata come tante altre, tranne per il fatto che Luca, a soli quattro anni, non riusciva a restare seduto a tavola per più di qualche minuto. ***"E' solo un bambino vivace,"*** mi ripetevo, cercando di convincermi che era normale. Ma dentro di me, una voce sottile suggeriva che ci fosse qualcosa di più.

I segnali c'erano: la difficoltà nel **concentrarsi** su un singolo giocattolo, **l'impulsività** nelle sue azioni, e quella costante sensazione di essere sempre un passo dietro ai suoi rapidi cambiamenti di umore e interessi. Questi non erano i soliti capricci o la tipica energia dei bambini; c'era una **qualità frenetica** in tutto ciò che faceva che lo rendeva unico.

Le visite al parco erano un altro momento di **rivelazione**. Luca correva da uno scivolo all'altro, quasi come se il terreno sotto di lui fosse in fiamme. Non si fermava mai per guardare gli uccelli o le nuvole come facevano gli altri bambini. La sua mente sembrava essere in una corsa costante, sempre alla ricerca di qualcosa di nuovo e stimolante.

Tutti questi piccoli indizi hanno iniziato a comporsi come i pezzi di un puzzle. La mancanza di **attenzione**, l'iperattività, l'impulsività- erano tutti segni che puntavano verso l'ADHD. Ma il vero momento di **consapevolezza** è arrivato quando ho cominciato a leggere di più sull'argomento. Ogni articolo, ogni libro sembrava parlare direttamente di Luca, descrivendo le sue caratteristiche, le sue sfide.

Quel viaggio alla ricerca di risposte non è stato facile. Ho attraversato momenti di **negazione**, temendo l'etichetta che l'ADHD avrebbe potuto significare per Luca. Ma c'era anche una strana sensazione di sollievo nel sapere che c'era una spiegazione, che non eravamo soli in questa lotta. Ho capito che accettare la possibilità dell'ADHD non era un fallimento, ma un passo verso la comprensione di mio figlio.

L'ADHD non è una sentenza, ma un aspetto del viaggio di Luca. Come sua madre, ho imparato a guardare oltre i **comportamenti sfidanti** e a vedere il bambino meraviglioso che è. Con pazienza, amore e il giusto supporto, ho iniziato a capire come guidarlo in questo mondo caotico, mantenendo accesa la sua scintillante curiosità e quella gioia di vivere che lo rende così specialmente **Luca**.

1.2. Il Percorso Verso la Diagnosi

Il viaggio verso la diagnosi di ADHD per Luca è stato un percorso tortuoso, costellato di **dubbi** e **incertezze**. Come madre, sentivo una responsabilità opprimente nel trovare risposte, ma al tempo stesso ero sopraffatta dalla paura di ciò che queste risposte avrebbero potuto significare.

Ricordo il giorno in cui ho deciso di parlarne con il nostro pediatra. Luca giocava inconsapevolmente nella sala d'attesa, completamente ignaro dei miei pensieri tumultuosi. Sentivo il mio cuore battere all'impazzata mentre descrivevo i suoi comportamenti al dottore. Ogni parola sembrava sia una **confessione** che una **richiesta d'aiuto**. Il pediatra ascoltava attentamente, annuendo di tanto in tanto. La sua reazione calma e professionale mi dava conforto, ma non poteva placare la mia ansia.

Dopo quel primo colloquio, sono seguite diverse visite a specialisti. Ogni incontro era un tuffo in un mare di termini medici e possibilità. Alcuni giorni, tornavo a casa con una sensazione di **speranza**, altri con un peso sul cuore. Erano momenti in cui la speranza e il **dubbio** si alternavano in un delicato equilibrio.

La **valutazione** di Luca è stata un processo dettagliato e scrupoloso. Osservarlo interagire con gli specialisti, rispondere alle loro domande, partecipare a test comportamentali era come guardare un piccolo esploratore in un mondo sconosciuto. Vedevo la sua **confusione** di fronte a compiti che per altri bambini sembravano semplici, ma anche la sua **determinazione** nel volerli completare.

Quando finalmente è arrivata la diagnosi, un misto di **emozioni** mi ha travolta. C'era sollievo nel sapere che ciò che Luca stava vivendo aveva un nome, che non era solo una questione di disciplina o di educazione. Ma c'era anche paura per le sfide che questa diagnosi avrebbe portato nelle nostre vite.

La diagnosi di ADHD non è stata un punto di arrivo, ma l'inizio di un nuovo capitolo. Mi sono armata di coraggio e determinazione, pronta ad affrontare questo percorso insieme a mio figlio. Ho iniziato a leggere tutto ciò che potevo trovare sull'ADHD, a parlare con altri genitori, a cercare gruppi di supporto. Ogni nuova informazione era come un tassello che aiutava a completare il puzzle di Luca.

In questo cammino, ho imparato che ogni bambino con ADHD è un mondo a sé, con le sue sfide e i suoi talenti unici. Ho capito che non c'era una risposta universale, ma un insieme di **strategie personalizzate** che avrebbero aiutato Luca a navigare nel suo mondo in modo più sereno.

La diagnosi di ADHD di Luca è diventata una parte della nostra vita, un aspetto che ci ha insegnato a essere più **forti**, più **pazienti** e soprattutto più **comprensivi**. È stata una scoperta che ci ha portato a rivedere le nostre aspettative e a imparare a celebrare ogni piccolo successo lungo la strada.

1.3. Accettazione e Comprensione della Condizione

L'accettazione della diagnosi di ADHD di Luca non è stata immediata. Ho attraversato un mare di **emozioni** (dalla negazione alla rabbia, dalla paura all'accettazione). Ma nel profondo, sapevo che accettare la realtà di Luca era il primo passo fondamentale per potergli offrire l'aiuto di cui aveva bisogno.

Ricordo le notti insonni passate a rimuginare su cosa avessi potuto fare diversamente. *"Forse se avessi notato prima i segnali..."*, *"Forse se fossi stata una madre migliore..."*. Questi pensieri mi tormentavano, fino a quando non ho capito che la colpa e l'autorimprovero non avrebbero aiutato né me né Luca. Dovevo lasciar andare questi sentimenti per poter andare avanti.

La **comprensione** della condizione di Luca ha richiesto tempo e impegno. Ho imparato che l'ADHD non è solo un disturbo di iperattività o di mancanza di attenzione. È una condizione complessa che influisce sul modo in cui il cervello elabora le informazioni e gestisce le emozioni, l'impulsività e la concentrazione. Comprendere questo mi ha aiutato a vedere Luca non come un bambino dispettoso o incontrollabile, ma come un piccolo eroe che combatteva quotidianamente una battaglia interna.

Ho iniziato a **educarmi** sull'ADHD, leggendo libri, partecipando a seminari e parlando con altri genitori e specialisti. Ogni nuova informazione era come una luce che illuminava un angolo buio della mia comprensione, permettendomi di vedere Luca in una luce diversa, più chiara e amorevole.

Ma la vera accettazione è arrivata nel vedere Luca stesso accettare la sua condizione. Ricordo un pomeriggio, mentre giocavamo insieme, lui mi disse: "*Mamma, so di essere diverso, ma è ok, vero?*". Quelle parole furono come un balsamo sul mio cuore. Luca non si vedeva come un problema da risolvere, ma come un individuo unico con le sue sfide particolari. Questo mi ha dato la forza di accettarlo completamente, esattamente per come era.

La mia **empatia** verso Luca è cresciuta esponenzialmente. Ho iniziato a mettermi nei suoi panni, a cercare di capire il suo mondo interiore. Ho imparato a leggere i suoi segnali non verbali, a intuire quando si sentiva sopraffatto o frustrato. Questa comprensione più profonda mi ha permesso di sviluppare strategie migliori per supportarlo.

Accettare l'ADHD di Luca non significava arrendersi a una condizione, ma abbracciarla come parte del nostro viaggio insieme. Significava celebrare le sue qualità uniche; la sua creatività, la sua vivacità, la sua incredibile capacità di vivere il momento presente.

In questo viaggio, ho imparato che l'ADHD non definisce Luca; è solo un aspetto di chi è. È un bambino pieno di **amore**, **gioia** e **creatività**, e l'ADHD è solo uno dei tanti colori che compongono il meraviglioso quadro della sua personalità. Accettarlo per quello che è, con tutte le sue sfide e i suoi doni, è stata la chiave per aprirci a un mondo di possibilità e di crescita insieme.

1.4. Ricerca di Informazioni e Supporto

Una volta accettato il fatto che Luca aveva l'ADHD, il mio istinto di madre mi ha spinto a cercare **tutte le informazioni possibili** per aiutarlo. Questa ricerca è diventata quasi una missione, un bisogno impellente di capire e di trovare soluzioni per migliorare la nostra vita quotidiana.

La prima tappa di questo viaggio informativo è stata Internet. Il web è un mare vasto e talvolta tumultuoso di informazioni, e navigarlo richiedeva discernimento e pazienza. Ho letto innumerevoli articoli, blog di genitori, studi scientifici e forum. Alcune informazioni erano utili, altre meno, ma ogni pezzo di conoscenza mi aiutava a costruire un quadro più chiaro dell'ADHD e di come affrontarlo.

Un aspetto cruciale di questa ricerca è stata la **comprensione dei miti e delle realtà** dell'ADHD. Ho imparato che non si tratta di una condizione causata da una cattiva genitorialità o da troppa tecnologia, come alcuni suggerivano. L'ADHD è una condizione neurobiologica, con basi genetiche e ambientali, e comprenderlo in questi termini mi ha aiutato a liberarmi dal senso di colpa ingiustificato che avevo provato.

La ricerca, però, non si limitava solo a leggere e apprendere. Ho cercato anche il **supporto attivo** di professionisti. Il dialogo con psicologi, terapisti occupazionali e educatori specializzati è stato fondamentale. Questi esperti non solo mi hanno fornito preziose strategie di gestione e intervento, ma mi hanno anche offerto un sostegno emotivo che mi ha aiutata a navigare in questo nuovo mondo.

Un altro pilastro del mio percorso informativo è stato connettermi con altri genitori di bambini con ADHD. Ho partecipato a gruppi di supporto, sia online che nella mia comunità. Questi incontri sono stati **incredibilmente preziosi**. Ascoltare le storie di altri, condividere esperienze e consigli, sentirsi compresi e supportati da chi attraversava le stesse difficoltà ha avuto un impatto profondo su di me. Mi ha fatto sentire meno sola e più **forte**.

Tra queste conversazioni, ho scoperto anche l'importanza di celebrare i **piccoli successi**. Ogni genitore condivideva momenti di trionfo- piccoli passi che per molti potevano sembrare insignificanti, ma che per noi erano enormi vittorie. Queste storie mi hanno insegnato a guardare oltre le sfide quotidiane e a trovare gioia nei progressi di Luca, per quanto piccoli.

In questo cammino, ho anche appreso l'importanza di prendersi cura di me stessa. La cura personale è fondamentale quando si supporta un bambino con esigenze speciali. Prendere tempo per le mie passioni, per il riposo, per le attività che mi ricaricavano, è stato essenziale per mantenere la mia energia e la mia capacità di dare a Luca **il supporto di cui aveva bisogno**.

La ricerca di informazioni e supporto è stata un viaggio in sé, un percorso che continua ancora oggi. Ogni giorno imparo qualcosa di nuovo su Luca e sull'ADHD, e ogni pezzo di conoscenza è un altro passo verso una vita più equilibrata e felice per entrambi.

1.5. Riflessioni Emotive e Familiari

Il percorso con Luca, il mio piccolo guerriero ADHD, è stato costellato di profonde **riflessioni emotive** e momenti di crescita familiare. Ogni giorno, ogni piccola sfida, mi ha portata a esplorare le profondità delle mie emozioni e a rafforzare il legame familiare che ci univa.

Quando ho iniziato a comprendere appieno la portata dell'ADHD di Luca, ho dovuto affrontare un turbine di sentimenti. C'era la **paura** per il suo futuro, il **dubbio** su come sarei stata in grado di supportarlo, e una **colpa** inspiegabile che mi tormentava nel profondo. Ma, parallelamente a queste emozioni più oscure, c'era anche un senso crescente di **determinazione** e **amore incondizionato**. Volevo essere la roccia su cui Luca potesse sempre contare, indipendentemente dalle tempeste che avremmo dovuto affrontare.

In questo viaggio, ho imparato l'importanza di **ascoltare** - ascoltare veramente - Luca. Ogni sua parola, ogni suo gesto, ogni suo sguardo era carico di significato. Ascoltandolo, ho iniziato a vedere il mondo attraverso i suoi occhi, un mondo vibrante e talvolta travolgente, ma sempre pieno di meraviglia e possibilità. Questa connessione empatica mi ha permesso di essere non solo sua madre, ma anche sua confidente e guida.

Le riflessioni non riguardavano solo Luca, ma anche me stessa come madre. Mi sono chiesta spesso se stessi facendo abbastanza, se le mie decisioni fossero quelle giuste. Ho imparato a perdonarmi per le imperfezioni e a comprendere che non esiste un manuale per essere genitori perfetti, soprattutto quando si affrontano sfide come l'ADHD. Questa accettazione mi ha liberata da molte catene invisibili, permettendomi di essere più presente e aperta nelle mie interazioni con Luca.

Anche il nostro nucleo familiare ha attraversato un processo di adattamento e crescita. Mio marito, le sorelle di Luca, i nonni - tutti abbiamo dovuto trovare un nuovo equilibrio. C'è stata la necessità di **comunicare apertamente** sulle sfide e sulle necessità di Luca, ma anche sulle nostre. Abbiamo imparato a supportarci a vicenda, a condividere i carichi e a celebrare insieme i successi. Questa esperienza ha saldato la nostra famiglia in modi che non avrei mai immaginato.

Il viaggio con Luca mi ha insegnato anche l'importanza di guardare oltre gli **stereotipi** e le **etichette**. L'ADHD non definisce Luca; è solo una parte di lui. Lui è un bambino pieno di creatività, energia e amore. Ricordarmi di vedere la persona intera, non solo la diagnosi, è stato fondamentale per mantenere una prospettiva sana e positiva.

Infine, questo percorso mi ha portata a capire che ogni giorno è un'opportunità per **crescere** insieme, per imparare l'uno dall'altro, e per costruire un legame ancora più forte. Le sfide dell'ADHD possono essere ardue, ma la nostra forza come famiglia e il nostro amore incondizionato sono infinitamente più grandi. Questa realizzazione è stata la luce che ha guidato la nostra via nel buio, portandoci verso un futuro di speranza e di possibilità infinite.

Capitolo 2: La Vita Quotidiana

2.1. Adattamenti alla Routine Giornaliera

L'ADHD di Luca ha trasformato la nostra routine quotidiana in un mosaico di **strategie adattive** e **piccole vittorie**. Ogni giorno è un'esplorazione, un tentativo di trovare equilibrio e armonia in mezzo al caos che a volte questa condizione può portare.

La mattina inizia sempre con un **rituale preciso**. Ho scoperto che la prevedibilità aiuta Luca a sentirsi più sicuro e meno ansioso. La sveglia suona sempre alla stessa ora, seguita da un momento di tranquilla condivisione nel letto, dove parliamo di come si sente e di cosa si aspetta dalla giornata. Questi momenti di **connessione emotiva** sono vitali. Gli danno un senso di stabilità prima di affrontare le sfide del mondo esterno.

La preparazione per la scuola è un'altra fase cruciale del nostro mattino. Ho imparato che dare a Luca **compiti chiari e sequenziali** riduce il suo stress. Gli dico cosa deve fare passo dopo passo, come vestirsi, lavarsi i denti e fare colazione. Questa struttura lo aiuta a concentrarsi e a sentirsi meno sopraffatto dalle scelte.

Durante il giorno, cerco di mantenere una routine flessibile ma **strutturata**. Luca sa che ci sono momenti per i compiti, per il gioco, per il riposo. Questa organizzazione gli dà un senso di ordine e prevedibilità. Ma ho anche imparato l'importanza di essere **flessibile**. Se un giorno Luca si sente particolarmente agitato o stanco, sono pronta a modificare la routine per adattarla alle sue esigenze.

Il **tempo libero** è altrettanto pianificato. Attività che stimolano la sua creatività e il suo bisogno di movimento sono fondamentali. Che si tratti di disegnare, costruire con i blocchi o giocare all'aperto, queste attività gli permettono di esprimere la sua energia in modo costruttivo.

La sera, la nostra routine si concentra sul **rilassamento**. Creare un ambiente calmo aiuta Luca a calmarsi e a prepararsi al sonno. Abbiamo stabilito rituali serali che includono la lettura di una storia, l'ascolto di musica tranquilla o la meditazione leggera. Questi momenti non sono solo strumenti per aiutarlo a dormire, ma anche opportunità per rafforzare il **nostro legame**.

Attraverso questi adattamenti, ho imparato che la gestione dell'ADHD non è solo questione di superare gli ostacoli, ma di creare un ambiente in cui Luca può **fiorire**. Ogni piccola modifica nella routine, ogni strategia attuata, non è solo per agevolare la sua giornata, ma per dargli le **abilità** e la **fiducia** per affrontare il mondo nella sua unicità.

In questo viaggio, ho capito che la routine non è un vincolo, ma un **baluardo** contro l'incertezza. Fornisce a Luca un sentiero chiaro in un mondo che può sembrare confuso e travolgente. E ogni sera, quando lo vedo addormentarsi sereno, so che le scelte fatte durante il giorno non sono state solo corrette, ma **amorose**.

2.2. Strategie di Gestione del Comportamento

La gestione del comportamento di Luca, con la sua unica sfida dell'ADHD, richiede un'attenzione costante e una comprensione profonda. Ogni giorno, mi confronto con la necessità di trovare equilibri, di insegnare a Luca come navigare le sue emozioni e reazioni in un modo che sia sano e costruttivo.

Un elemento chiave in questo processo è stato **l'apprendimento della gestione dell'impulsività**. Luca, come molti bambini con ADHD, agisce spesso senza pensare alle conseguenze. Invece di rispondere con frustrazione, ho imparato a guidarlo con pazienza verso una riflessione sui suoi comportamenti. Quando si comporta in modo impulsivo, ci fermiamo e parliamo di ciò che è accaduto. Questi momenti non sono punitivi, ma opportunità di **apprendimento**. Gli faccio domande come, *"Cosa pensi che potresti fare diversamente la prossima volta?"* o *"Come pensi che il tuo comportamento abbia influenzato gli altri?"*.

Un altro aspetto fondamentale è stato insegnare a Luca a **riconoscere e gestire le sue emozioni**. L'ADHD può rendere difficile per lui comprendere ed esprimere ciò che prova. Attraverso giochi di ruolo e conversazioni, lo aiuto a mettere un nome alle sue emozioni e a trovare modi appropriati per esprimerle. Questo lo aiuta a sentirsi più in controllo dei suoi sentimenti e a ridurre episodi di frustrazione o rabbia.

La **consistenza** nella disciplina è essenziale. Regole chiare, aspettative precise e conseguenze predeterminate aiutano Luca a comprendere i confini. Tuttavia, è altrettanto importante essere **flessibili**. Capire quando una regola può essere adattata in base alle circostanze o allo stato emotivo di Luca è cruciale per evitare conflitti inutili e per costruire un ambiente di fiducia e comprensione.

L'elogio e **il rinforzo positivo** hanno un ruolo immenso nella gestione del comportamento di Luca. Celebro i suoi successi, per quanto piccoli possano essere. Un complimento, un abbraccio o un piccolo premio per un comportamento positivo fanno miracoli per la sua autostima e lo incoraggiano a ripetere tali comportamenti.

Inoltre, ho integrato la **routine fisica** come parte della sua gestione comportamentale. Attività fisiche regolari, come lo sport o semplici passeggiate, aiutano Luca a gestire l'energia in eccesso e a migliorare la sua concentrazione.

Attraverso queste strategie, Luca sta imparando a navigare il suo mondo con maggiore consapevolezza e controllo. Ogni giorno è un passo in avanti nella sua capacità di gestire l'ADHD, non come un ostacolo, ma come una parte di sé da capire e abbracciare.

Come madre, questa esperienza mi ha insegnato la resilienza e la forza. Vedere Luca fare progressi, superare le sfide e crescere in un bambino felice e sicuro di sé è la più grande ricompensa e conferma che il cammino che stiamo percorrendo insieme è quello giusto.

2.3. L'importanza del Gioco e dell'Attività Fisica

Il gioco e l'attività fisica hanno assunto un ruolo cruciale nella vita di Luca e nel nostro approccio alla gestione del suo ADHD. Questi momenti non sono solo occasioni di divertimento, ma strumenti terapeutici essenziali che aiutano Luca a canalizzare la sua energia e a migliorare la sua concentrazione.

Ho scoperto che il **gioco strutturato** è particolarmente benefico. Attività come i puzzle, i giochi da tavolo che richiedono attenzione ai dettagli e la sequenzialità, e i giochi di costruzione, aiutano Luca a sviluppare la pazienza e la capacità di concentrarsi su un compito per periodi più lunghi. Questi giochi diventano anche momenti di legame tra noi, dove la sua energia e creatività possono fluire in un ambiente sicuro e stimolante.

L'attività fisica, d'altra parte, è un canale vitale per la sua abbondante energia. Che si tratti di correre nel parco, andare in bicicletta o praticare uno sport, queste attività aiutano Luca a bruciare l'energia in eccesso e a migliorare il suo umore e il suo benessere generale. Ho notato che nei giorni in cui è più fisicamente attivo, Luca è più calmo e concentrato. L'esercizio fisico sembra avere un effetto quasi magico sulla sua capacità di gestire meglio l'impulsività e l'iperattività.

È importante anche che Luca abbia la libertà di **esplorare e sperimentare** nel gioco. Gli do lo spazio per scegliere le attività che preferisce, permettendogli di esprimere la sua individualità e le sue preferenze. Questo senso di autonomia è fondamentale per il suo senso di autostima e per lo sviluppo delle sue capacità decisionali.

Ho imparato che le **attività all'aria aperta** sono particolarmente benefiche. La natura sembra avere un effetto calmante su Luca, e le attività come l'escursionismo, l'osservazione degli uccelli o semplicemente giocare nel parco forniscono stimoli sensoriali che lo aiutano a sentirsi radicato e connesso con il mondo intorno a lui.

Integrare queste attività nella nostra routine richiede pianificazione e impegno, ma i benefici sono incommensurabili. Luca non solo migliora la sua capacità di gestire il suo ADHD, ma sviluppa anche un amore per l'attività fisica e il gioco che spero lo accompagnerà per tutta la vita.

Questo aspetto del nostro viaggio con l'ADHD ha rafforzato anche il nostro legame. Trascorrendo tempo insieme in queste attività, entro nel mondo di Luca, pieno di gioia, curiosità e scoperta. Questi momenti preziosi mi ricordano che, al di là dell'ADHD, Luca è un bambino come tanti altri, con un cuore che brama gioco, avventura e connessione. E ogni volta che lo vedo ridere e giocare, libero dalle sfide dell'ADHD anche solo per un po', so che stiamo facendo passi nella giusta direzione.

2.4. Comunicazione con il Bambino

Nel nostro viaggio con l'ADHD, la **comunicazione** con Luca è diventata la chiave per comprendere e navigare le sue esperienze. Ho imparato che il modo in cui parlo con lui non solo influenza il suo comportamento, ma anche la sua autostima e il suo modo di percepire il mondo.

La comunicazione con un bambino ADHD richiede una **pazienza** e una **chiarezza** eccezionali. Invece di assumere che Luca capisca istruzioni complesse o implicite, ho iniziato a spezzare le informazioni in passaggi più semplici e gestibili. Ad esempio, anziché dire: *"Preparati per andare a scuola"*, gli fornisco istruzioni specifiche come: *"Per favore, metti i tuoi libri nello zaino, poi indossa il cappotto"*.

Ascoltare Luca è altrettanto importante quanto parlare con lui. Dedico tempo a sedermi e ad ascoltarlo senza interromperlo, permettendogli di esprimere i suoi pensieri e sentimenti. Questo ascolto attivo gli mostra che **valore** ha ciò che ha da dire, rafforzando la sua fiducia nel comunicare le sue esperienze.

Ho scoperto che **evitare un linguaggio negativo** è fondamentale. Frasi come *"non dovresti fare questo"* o *"perché non riesci a essere come..."* possono danneggiare la sua autostima. Invece, uso un linguaggio positivo e incoraggiante, concentrandomi su ciò che può fare e celebrando i suoi sforzi e successi.

Incorporare il **gioco di ruolo** nella nostra comunicazione è stato molto utile. Attraverso il gioco, Luca impara a esprimere i suoi sentimenti e a comprendere meglio le situazioni sociali. Questo lo aiuta a sviluppare abilità di empatia e a comprendere le diverse prospettive.

La **coerenza** nella comunicazione è un altro aspetto vitale. Essere coerenti nel modo in cui parliamo e rispondiamo a Luca gli dà un senso di stabilità e prevedibilità. Questo è particolarmente importante per un bambino con ADHD, per cui il mondo può a volte sembrare caotico e imprevedibile.

Ho anche imparato l'importanza della **comunicazione non verbale**. A volte, un abbraccio, un sorriso o un semplice cenno possono essere più eloquenti di mille parole. Questi gesti gli trasmettono sicurezza e affetto, comunicando il mio amore incondizionato al di là delle parole.

La comunicazione con Luca non è sempre stata facile. Ci sono stati momenti di frustrazione e incomprensione. Ma ogni sfida ci ha offerto l'opportunità di imparare e crescere insieme. Attraverso il dialogo, l'ascolto e la comprensione, abbiamo costruito un ponte che ci unisce, permettendoci di attraversare insieme le acque talvolta turbolente dell'ADHD.

Attraverso questo processo, ho visto Luca fiorire. È diventato più aperto, sicuro di sé e comunicativo. Questa trasformazione non solo ha migliorato il suo modo di interagire con il mondo, ma ha anche rafforzato il nostro legame, rendendoci più uniti che mai.

2.5. Equilibrio tra Disciplina e Affetto

Nella nostra vita con l'ADHD, trovare il giusto equilibrio tra disciplina e affetto per Luca è stato fondamentale. Questo equilibrio non è solo una questione di gestire il comportamento, ma di nutrire la sua autostima e di aiutarlo a capire che è amato e valorizzato per chi è.

L'ADHD porta con sé sfide uniche in termini di disciplina. La **consistenza** è cruciale, ma anche la

flessibilità. Ho imparato che le regole rigide non sempre funzionano con Luca. Invece, ho adottato un approccio più fluido, impostando aspettative chiare ma essendo pronta ad adattarle in base alle sue esigenze e al contesto. Questo non significa che cediamo sempre, ma che comprendiamo e rispettiamo le sue limitazioni.

Un aspetto che ho trovato particolarmente utile è stato stabilire **confini chiari**. Luca sa quali sono le regole e quali saranno le conseguenze se non le rispetta. Tuttavia, queste conseguenze sono sempre giuste e proporzionate, mai punitive. Sono più intese come opportunità di apprendimento che come punizioni.

L'affetto gioca un ruolo essenziale. Non importa quanto sia stata dura la giornata o quanti errori siano stati commessi, Luca sa che il nostro amore per lui è incondizionato. Questo gli dà la sicurezza di esplorare, di sbagliare e di imparare senza paura di perdere il nostro affetto. Finiamo ogni giornata con un abbraccio, un rassicurante "Ti amo" e un momento per parlare di ciò che è andato bene e ciò che può essere migliorato.

Incorporare la **lode e il rinforzo positivo** è fondamentale. Celebro i suoi successi, non importa quanto piccoli possano sembrare. Questo rinforzo positivo non solo lo aiuta a riconoscere i suoi punti di forza, ma lo incoraggia anche a ripetere comportamenti positivi.

Ho anche imparato l'importanza del **tempo di qualità**. Dedicare del tempo esclusivo a Luca, facendo attività che ama o semplicemente parlando, gli mostra che è importante per noi e che il suo benessere è una nostra priorità. Questi momenti rafforzano il nostro legame e gli forniscono l'attenzione e l'affetto di cui ha bisogno.

Navigare la disciplina con un bambino ADHD può essere una sfida. Ci sono momenti di frustrazione, di dubbi e di stanchezza. Ma ogni passo falso, ogni successo, è un'opportunità per crescere insieme. Imparare a bilanciare la disciplina con l'affetto ha aiutato Luca a sentirsi sicuro, amato e capace di affrontare le sfide del suo ADHD.

Questo equilibrio ha trasformato il nostro approccio all'ADHD. Non è più solo una questione di gestire un disturbo, ma di crescere insieme, di imparare l'uno dall'altro e di costruire una famiglia dove l'amore, la comprensione e il sostegno sono i pilastri su cui ci appoggiamo ogni giorno.

Capitolo 3: La Scuola e l'Apprendimento

3.1. Collaborazione con gli Insegnanti

Il percorso scolastico di Luca, segnato dall'ADHD, ha richiesto una stretta e costante collaborazione con i suoi insegnanti. Questa collaborazione si è rivelata cruciale per garantire che il suo ambiente scolastico supportasse al meglio le sue esigenze.

Dall'inizio, ho avuto incontri regolari con gli insegnanti di Luca per discutere le sue specificità e come queste potessero influenzare il suo apprendimento e comportamento in classe. Questi incontri non sono stati solo occasioni per informare gli insegnanti sull'ADHD di Luca, ma anche per ascoltare le loro osservazioni e consigli.

È stato fondamentale stabilire una **comunicazione aperta e onesta**. Gli insegnanti di Luca hanno condiviso le loro osservazioni sui suoi punti di forza e aree di sfida in classe. Questo scambio reciproco di informazioni ha aiutato a creare strategie personalizzate che hanno beneficiato Luca nel suo ambiente scolastico.

Insieme, abbiamo lavorato per implementare **adattamenti ragionevoli** che potessero aiutare Luca a concentrarsi meglio e a partecipare attivamente alle lezioni. Questi adattamenti includevano brevi pause durante le lezioni, materiale didattico supplementare e istruzioni chiare e concise. Gli insegnanti hanno anche permesso a Luca di muoversi in classe quando necessario, un approccio che ha notevolmente migliorato la sua capacità di gestire l'iperattività.

Un aspetto fondamentale è stato anche creare un ambiente in cui Luca non si sentisse etichettato o isolato a causa del suo ADHD. Abbiamo lavorato insieme per garantire che Luca fosse integrato e partecipasse attivamente a tutte le attività, promuovendo la sua **inclusione** e il senso di appartenenza.

La **formazione degli insegnanti** sull'ADHD è stata un'altra componente cruciale di questa collaborazione. Ho condiviso risorse, articoli e persino organizzato sessioni informative con specialisti. Questo ha aumentato la comprensione e la sensibilità degli insegnanti verso l'ADHD, permettendo loro di gestire meglio le interazioni con Luca e di fornire un supporto più efficace.

I progressi di Luca a scuola sono stati palpabili. Osservare la sua crescente fiducia, la sua partecipazione e il miglioramento nelle sue prestazioni accademiche è stato un testimone dell'importanza di una collaborazione efficace tra genitori e insegnanti.

Questa esperienza ha insegnato a me e agli insegnanti di Luca che, con il giusto supporto e comprensione, ogni bambino con ADHD può non solo riuscire a scuola, ma anche eccellere. E più importante di tutto, Luca ha iniziato a vedere la scuola non come un luogo di sfida, ma come uno spazio dove può imparare, crescere e prosperare.

3.2. Tecniche Educative Specifiche

L'esperienza scolastica di Luca con l'ADHD ha richiesto l'adozione di tecniche educative specifiche, adattate alle sue esigenze uniche. Queste tecniche, frutto di ricerca, collaborazione e sperimentazione, hanno avuto un impatto significativo sul suo apprendimento e sul suo sviluppo.

Uno degli aspetti chiave è stata l'introduzione di **strategie di apprendimento visivo e cinestetico**. Luca, come molti bambini con ADHD, risponde meglio agli stimoli visivi e al movimento. Abbiamo quindi utilizzato mappe mentali colorate, diagrammi e supporti visivi per aiutarlo a organizzare le informazioni. Anche le lezioni che includevano attività pratiche, dove poteva muoversi e interagire direttamente con il materiale didattico, si sono rivelate particolarmente efficaci.

Un altro elemento importante è stato il **frammentare le attività in compiti più piccoli e gestibili**. Affrontare un'intera lezione o un grosso progetto poteva essere travolgente per Luca.

Suddividendo i compiti in parti più piccole, con obiettivi chiari e raggiungibili, è stato più facile per lui mantenere la concentrazione e il senso di realizzazione.

L'uso di **sistemi di ricompensa** ha contribuito a motivare Luca. Questo non significa premi materiali, ma piuttosto riconoscimenti per i suoi sforzi e i suoi successi. Un complimento, un adesivo o un po' di tempo libero per giocare dopo aver completato un compito sono stati incentivi efficaci che hanno incoraggiato il suo impegno.

La **gestione del tempo** è stata un'altra area di intervento. Luca ha imparato a usare timer e orologi per gestire meglio il suo tempo durante le attività scolastiche. Questo gli ha permesso di avere una percezione più chiara della durata delle attività e di ridurre la sua ansia legata al tempo.

Essenziale è stata anche la **comunicazione diretta e chiara.** Istruzioni lunghe e complicate tendono a confondere Luca. Abbiamo quindi adottato un approccio che privilegia istruzioni brevi, chiare e sequenziali, comunicate in un modo che Luca potesse facilmente comprendere e seguire.

L'aspetto forse più importante è stata l'**empatia**. Gli insegnanti hanno imparato a leggere i segnali di Luca, capire quando aveva bisogno di una pausa o di un cambio di attività. Questa sensibilità ha ridotto i momenti di frustrazione e ha aumentato il suo senso di sicurezza e comprensione in classe.

Queste tecniche educative non hanno solo migliorato le capacità di apprendimento di Luca, ma hanno anche rafforzato la sua autostima. Vedere i suoi progressi, la sua crescente fiducia in sé stesso e il suo entusiasmo nell'apprendere è stato incredibilmente gratificante.

Attraverso queste strategie, Luca è stato in grado di affrontare non solo le sfide accademiche, ma anche di sviluppare importanti abilità di vita. Questo approccio personalizzato ha dimostrato che, con le giuste tecniche e supporto, ogni bambino con ADHD ha il potenziale per eccellere e realizzarsi pienamente.

3.3. Gestione dei Compiti e dello Studio

Affrontare i compiti e lo studio con Luca, nel contesto dell'ADHD, è stato un percorso di apprendimento costante, sia per lui che per me. Abbiamo dovuto trovare modi per gestire efficacemente queste attività, trasformando potenziali ostacoli in opportunità di crescita e successo.

Una delle prime sfide è stata **stabilire una routine di studio coerente**. Luca ha bisogno di una struttura prevedibile per concentrarsi e lavorare efficacemente. Abbiamo quindi creato uno spazio di studio dedicato, privo di distrazioni, con tutti gli strumenti necessari a portata di mano. Questo spazio è diventato il suo rifugio per lo studio, un luogo dove sa che può concentrarsi e lavorare in tranquillità.

Abbiamo anche imparato l'importanza di **spezzare i compiti in parti più piccole**. Di fronte a un grande compito, Luca si sentiva spesso sopraffatto e demotivato. Suddividendo i compiti in segmenti più piccoli e gestibili, è stato più facile per lui iniziare e mantenere la concentrazione, con momenti di pausa programmata per evitare l'affaticamento.

L'uso di **tecniche visive**, come mappe mentali, schemi e liste di controllo, si è rivelato efficace. Questi strumenti aiutano Luca a visualizzare ciò che deve fare, rendendo l'apprendimento e l'organizzazione dei compiti meno astratti e più concreti.

Un elemento cruciale è stata **l'introduzione di pause frequenti e attive**. Luca lavora meglio in brevi intervalli. Dopo un periodo di studio, una breve pausa che include un po' di movimento o un'attività piacevole lo aiuta a rilassarsi e a ricaricare le energie, rendendolo più produttivo nei periodi di studio successivi.

Abbiamo anche adottato l'approccio di **incentivare lo studio**. Questo non significa ricompense materiali ogni volta, ma piuttosto riconoscere e celebrare i suoi sforzi e successi. Un incoraggiamento, una lode o anche solo un po' di tempo extra per giocare dopo aver completato i compiti sono stati sufficienti a motivarlo.

Un aspetto fondamentale è stato anche imparare a **adattare le tecniche di studio** alle sue esigenze specifiche. Alcune materie richiedono approcci diversi. Per esempio, per la matematica, abbiamo usato oggetti fisici per rendere i concetti più tangibili, mentre per le materie di lettura, abbiamo alternato la lettura ad alta voce con la lettura silenziosa.

Attraverso questo processo, ho visto Luca maturare non solo nelle sue abilità di studio, ma anche nella sua autoregolazione e nella sua fiducia in sé. Si è dimostrato capace di affrontare compiti che inizialmente sembravano insormontabili, trovando soddisfazione nel completare i suoi studi.

Gestire i compiti e lo studio con un bambino ADHD può essere impegnativo, ma con la giusta strategia, pazienza e incoraggiamento, può diventare un'esperienza positiva che rafforza il loro senso di realizzazione e autonomia. Vedere Luca superare queste sfide e crescere nella sua capacità di gestire il suo lavoro scolastico è stato uno dei momenti più gratificanti del nostro viaggio con l'ADHD.

3.4. Promuovere l'Autonomia

Incoraggiare l'autonomia in Luca, nonostante le sfide dell'ADHD, è stato un aspetto fondamentale del suo sviluppo. La nostra missione è stata quella di aiutarlo a diventare più indipendente, rafforzando la sua capacità di prendere decisioni e gestire le sue attività quotidiane.

Il processo di promozione dell'autonomia è iniziato con piccoli passi. Abbiamo cominciato stabilendo **routine mattutine** in cui Luca aveva specifici compiti da svolgere, come prepararsi per la scuola o sistemare la sua stanza. All'inizio, ho fornito istruzioni dettagliate e supporto, ma gradualmente ho ridotto il mio intervento, permettendogli di assumersi più responsabilità.

Una tattica che si è rivelata efficace è stata l'uso di **liste di controllo e promemoria visivi**. Questi strumenti hanno aiutato Luca a ricordare le attività che doveva svolgere, rendendo il processo di organizzazione meno opprimente e più gestibile. Le liste di controllo gli davano anche un senso di realizzazione ogni volta che completava un compito.

Un altro passo importante è stato incoraggiare Luca a **fare scelte**. Che si trattasse di scegliere cosa indossare o decidere l'ordine in cui svolgere i compiti, queste decisioni quotidiane hanno contribuito a rafforzare la sua fiducia nelle proprie capacità decisionali. Ogni scelta fatta aumentava la sua autostima e gli insegnava a fidarsi del suo giudizio.

Ho anche incoraggiato Luca a **risolvere i piccoli problemi da solo**. Quando si trovava di fronte a una sfida, resistivo alla tentazione di intervenire subito. Invece, gli chiedevo: "Cosa pensi di poter fare in questa situazione?" Questo approccio lo ha aiutato a sviluppare capacità di problem solving e a capire che è capace di affrontare le sfide.

L'insegnamento delle abilità di vita è stato un altro aspetto cruciale. Questo includeva attività come gestire il proprio denaro, fare la spesa o cucinare semplici pasti. Queste competenze pratiche non solo lo preparavano per il futuro, ma gli davano anche un senso di competenza e indipendenza nel presente.

La comunicazione è stata fondamentale in questo processo. Ho sempre fatto del mio meglio per essere un'ascoltatrice attenta, supportando le sue idee e incoraggiandolo a esprimere i suoi pensieri e sentimenti. Questo dialogo aperto ha rafforzato la nostra relazione e ha dato a Luca la fiducia per condividere le sue opinioni e prendere iniziative.

Promuovere l'autonomia in un bambino con ADHD può essere una sfida, ma è anche incredibilmente gratificante. Vedere Luca diventare più indipendente e sicuro di sé è stato un traguardo significativo nel nostro viaggio. Ogni piccolo passo verso l'autonomia non è stato solo un passo verso la sua crescita personale, ma anche un momento di profondo orgoglio e gioia per entrambi.

3.5. Successi e Sfide Accademiche

Il percorso scolastico di Luca, un bambino con una **luce speciale** negli occhi e l'ADHD nel suo vivace spirito, è stato un **viaggio emozionale**, tessuto di trionfi e sfide. Ogni passo di questo cammino ha segnato non solo la sua crescita accademica, ma anche quella emotiva e personale.

Uno degli episodi che mi rimarrà sempre nel cuore è accaduto durante una **fiera della scienza** a scuola. Luca aveva lavorato per settimane su un progetto di scienze, un modello di vulcano. Osservarlo mentre costruiva il suo progetto con tanta **dedizione**, nonostante le difficoltà di concentrazione, è stato un chiaro segno del suo amore per l'apprendimento. Il giorno della fiera, il suo viso era un misto di **eccitazione** e **nervosismo**. Quando è arrivato il suo turno di presentare, ha iniziato con voce incerta, poi, prendendo coraggio, ha parlato del suo modello con una **passione** che ha illuminato la stanza. La sua presentazione non è stata perfetta, ci sono stati momenti di esitazione, ma la sua **determinazione** e **orgoglio** nel mostrare il suo lavoro hanno toccato profondamente tutti i presenti. Quel giorno, Luca non ha solo mostrato un vulcano in eruzione, ma ha anche lasciato emergere la sua personalità brillante e resiliente.

Affrontare i compiti e lo studio è sempre stata una sfida costante. La difficoltà di Luca nel mantenere la concentrazione lo portava spesso a sentirsi frustrato e demotivato. Ma abbiamo imparato insieme a trasformare questi momenti in **opportunità**. Un pomeriggio, mentre lottava con un difficile problema di matematica, la tensione si poteva tagliare con un coltello. Dopo vari tentativi falliti, ha sbattuto il libro chiudendolo. In quel momento di quiete, ho semplicemente messo una mano sulla sua e detto, *"Respiriamo insieme."* Quel breve momento di **connessione** lo ha calmato, e insieme, lentamente, passo dopo passo, abbiamo risolto il problema. La **soddisfazione** nei suoi occhi quando ha finalmente capito il concetto è stata impagabile.

Un altro momento di trionfo è stato durante una **recita scolastica**. Luca aveva il ruolo di un narratore. La sua battaglia con l'ADHD lo rendeva spesso timido e impacciato in pubblico. Ma quella sera, sul palco, ha superato le sue paure. Con ogni parola che pronunciava, guadagnava più **fiducia**. Alla fine della recita, il suo sorriso **orgoglioso** e le lacrime agli occhi di alcuni genitori e insegnanti hanno parlato più di mille parole. Luca aveva non solo recitato, ma aveva anche trasmesso un messaggio di **coraggio** e **superamento**.

Questi momenti, e molti altri, hanno formato un mosaico di esperienze che hanno plasmato Luca in un giovane **resiliente** e pieno di speranza. Ogni piccolo successo e ogni ostacolo superato non sono stati solo traguardi accademici, ma **lezioni di vita** che hanno costruito la sua autostima e la sua determinazione.

Attraverso questi anni, ho visto Luca trasformarsi da un bambino spesso sopraffatto dal suo disturbo, a un individuo capace di affrontare e superare le sfide, trovando la sua strada in un mondo che non sempre comprende le sfumature dell'ADHD. Ogni passo di questo viaggio è stato un passo verso la sua crescita personale, un cammino che continua ad **ispirare** e toccare il cuore di chi lo conosce.

Capitolo 4: Supporto e Terapia

4.1. Il Ruolo dei Professionisti

Nel viaggio con Luca e il suo ADHD, il ruolo dei professionisti è stato un faro di luce e di guida. Queste figure, con la loro esperienza e dedizione, hanno aperto nuovi orizzonti di speranza e comprensione, non solo per Luca, ma per tutta la nostra famiglia.

Ricordo la prima volta che abbiamo incontrato il dottor Morelli, uno specialista in ADHD. Ero tesa, carica di domande e di paure. Ma il suo sguardo calmo e la sua voce rassicurante hanno subito avuto un effetto tranquillizzante. In quel momento, ho capito l'importanza di avere un **professionista esperto** al nostro fianco. Il dottor Morelli ha ascoltato attentamente la nostra storia, ha osservato Luca con un occhio attento e ci ha fornito non solo informazioni, ma anche conforto e comprensione.

Con il tempo, Luca ha iniziato a lavorare con una **terapista comportamentale**, la dottoressa Fiorini. La sua abilità nel creare un legame con Luca è stata straordinaria. Attraverso giochi e attività mirate, ha insegnato a Luca come gestire l'impulsività, come riconoscere e regolare le sue emozioni. Ogni sessione era un passo verso una maggiore autoregolazione e consapevolezza. Vedevo Luca uscire da queste sessioni con un sorriso, un segno che stava imparando e crescendo in un ambiente che lo capiva e lo supportava.

La scuola di Luca ha anche giocato un ruolo cruciale, grazie alla presenza di un **educatore specializzato**, il signor Castelli. La sua capacità di coinvolgere Luca in attività di gruppo, di incoraggiarlo nelle sue difficoltà, ha fatto una grande differenza. Ricordo un progetto scolastico in cui Luca doveva lavorare in team. Il signor Castelli ha sapientemente guidato il gruppo, permettendo a Luca di esprimersi e contribuire, facendolo sentire parte integrante del team. La gioia e la fiducia guadagnate in quell'esperienza sono state inestimabili.

Non meno importante è stata la **psicologa scolastica,** la dottoressa Rinaldi. Le sue sessioni con Luca hanno aiutato a sbloccare molti dei suoi pensieri e sentimenti che altrimenti sarebbero rimasti inespressi. La sua capacità di creare un ambiente sicuro e accogliente per Luca ha permesso di esplorare aree della sua vita che prima erano chiuse.

Questi professionisti hanno fornito non solo assistenza a Luca, ma anche un supporto vitale a me e a mio marito. Ci hanno insegnato come essere migliori genitori per Luca, come supportarlo e comprenderlo. Le loro parole, i loro consigli, sono stati una guida preziosa nelle notti insonni e nei momenti di dubbio.

Ogni professionista che ha incrociato il nostro cammino ha lasciato un'impronta indelebile nella vita di Luca. La loro expertise, la loro empatia, il loro impegno hanno contribuito a plasmare Luca in un ragazzo più forte, più sicuro di sé, più felice. La loro presenza è stata un dono, un segno che, anche nei momenti di difficoltà, non eravamo soli.

Questi incontri con professionisti hanno rafforzato la nostra speranza e la nostra fiducia nel futuro. Hanno dimostrato che, con il supporto giusto, le sfide dell'ADHD possono essere trasformate in opportunità di crescita e apprendimento. Per Luca, e per noi come famiglia, hanno rappresentato dei veri e propri **angeli custodi** nel nostro viaggio.

4.2. Terapie Comportamentali e Interventi

L'ADHD di Luca ha introdotto nella nostra vita un mondo di terapie e interventi. Tra questi, la terapia comportamentale si è rivelata una pietra miliare, un percorso illuminante che ha aperto nuove strade di comprensione e crescita.

La terapia comportamentale di Luca era un delicato equilibrio di struttura e creatività. Ricordo vividamente la nostra prima seduta con la dottoressa Fiorini. Entrare nel suo ufficio, un luogo caldo e accogliente, pieno di colori e giochi, era come entrare in un altro mondo, un mondo dove

Luca poteva essere semplicemente se stesso. La dottoressa Fiorini aveva un modo speciale di connettersi con Luca, di parlare la sua lingua, di entrare nel suo mondo.

Uno degli **interventi chiave** è stato il gioco del "*semaforo*". La dottoressa Fiorini ha introdotto a Luca questo gioco per aiutarlo a gestire i suoi impulsi e la sua iperattività. Il gioco era semplice ma efficace: un semaforo rosso significava "*stop e pensa*", un semaforo giallo "*pianifica la tua azione*", e un semaforo verde "*agisci*". Questo strumento visivo ha aiutato Luca a fermarsi e riflettere prima di agire impulsivamente, dandogli il tempo di elaborare una risposta più misurata.

Un altro intervento significativo è stata la **creazione di una "*scatola delle emozioni*"**. Luca ha lavorato con la dottoressa Fiorini per creare una scatola dove poteva mettere biglietti che descrivevano come si sentiva. Questo esercizio gli ha permesso di esprimere le sue emozioni in modo tangibile, rendendo più facile per lui e per noi comprenderle e affrontarle. Era commovente vedere come, seduta dopo seduta, la scatola si riempiva di biglietti, ognuno un piccolo passo nella sua capacità di esprimere ciò che provava.

Una parte fondamentale della terapia è stata la **gestione delle routine quotidiane**. Attraverso la terapia, Luca ha imparato a creare liste di compiti giornalieri, organizzando le sue attività in un modo che lo rendeva meno ansioso e più produttivo. Vederlo prendere il suo quaderno e scrivere la sua lista per il giorno, con piccoli simboli colorati accanto a ogni attività, era un chiaro segno dei progressi che stava facendo.

Forse l'aspetto più commovente della terapia è stato vedere Luca **guadagnare autostima**. Ogni piccolo successo in terapia era celebrato, ogni passo avanti riconosciuto. La sua felicità nel condividere questi successi era palpabile. Ricordo una volta, dopo una seduta, come corse verso di me, i suoi occhi brillanti di gioia, esclamando: *"Mamma, oggi ho aspettato il mio turno senza interrompere! Ho aspettato il semaforo verde!"*. Quella semplice frase era il simbolo di una vittoria molto più grande.

La terapia comportamentale non ha solo aiutato Luca a gestire meglio il suo ADHD, ma ha anche insegnato a tutta la nostra famiglia come supportarlo nel modo migliore. Questo viaggio non è stato solo un percorso di crescita per Luca, ma anche un cammino di scoperta per noi, un percorso che ci ha uniti ancora di più come famiglia, insegnandoci il valore dell'empatia, della pazienza e dell'amore incondizionato.

4.3. Farmaci: Considerazioni e Decisioni

La decisione di introdurre i farmaci nel trattamento dell'ADHD di Luca è stata uno dei momenti più **complessi e carichi di emozioni** nel nostro percorso. Come madre, mi sono dibattuta tra la speranza di aiutare mio figlio e la paura degli effetti sconosciuti che i farmaci avrebbero potuto avere su di lui.

Ricordo la consultazione con il dottor Morelli, un momento carico di ansia e domande. La stanza sembrava vibrare della tensione dei nostri timori e speranze. Il dottor Morelli, con la sua voce calma e rassicurante, ci ha illustrato le opzioni farmacologiche, sottolineando che i farmaci, sebbene non fossero una soluzione completa, potevano essere un utile strumento nel trattamento complessivo dell'ADHD. Mi ha spiegato gli effetti, i potenziali benefici e gli effetti collaterali, enfatizzando l'importanza di monitorare attentamente Luca durante il trattamento.

La decisione di iniziare la terapia farmacologica non è stata presa alla leggera. Ho trascorso notti insonni a leggere studi e testimonianze, a pesare il pro e il contro, a interrogarmi su cosa fosse meglio per Luca. La mia mente era un turbine di domande: *"Sto facendo la scelta giusta? Cosa succederà se iniziamo? Cosa succederà se non iniziamo?"*

Quando abbiamo iniziato il trattamento, osservavo Luca come un falco, attenta a ogni minimo cambiamento nel suo comportamento, nel suo umore, nel suo appetito. I primi giorni sono stati un misto di speranza e apprensione. Ma poi, lentamente, abbiamo iniziato a vedere dei cambiamenti. Luca sembrava più calmo, più concentrato. Le sue esplosioni di frustrazione si riducevano e iniziava a trovare più gioia nelle sue attività quotidiane.

Ricordo un pomeriggio, circa un mese dopo l'inizio della terapia, Luca seduto a disegnare tranquillamente per più di un'ora, completamente immerso nel suo mondo di colori. Era un momento semplice, ma per me significava il mondo. Vederlo così calmo, così concentrato, era un segno che forse avevamo intrapreso la strada giusta.

Tuttavia, il percorso con i farmaci non è stato privo di ostacoli. Abbiamo dovuto affrontare alcuni effetti collaterali, come difficoltà nel dormire e una leggera perdita di appetito. In questi momenti, il supporto del dottor Morelli è stato fondamentale. Ha lavorato con noi per regolare il dosaggio, per trovare il giusto equilibrio che potesse aiutare Luca senza causargli disagio.

Oggi, guardando indietro a quella decisione, so che è stata una delle più difficili ma anche delle più importanti. I farmaci, insieme alla terapia comportamentale e al supporto continuo, hanno aiutato Luca a navigare meglio nel suo mondo, a esprimere il suo vero sé. Come madre, ho imparato che a volte l'amore significa fare scelte difficili, scelte che richiedono coraggio e fiducia, scelte che possono aprire nuovi sentieri verso la crescita e il benessere.

4.4. Importanza del Supporto Emotivo

Nel viaggio con Luca e il suo ADHD, ho compreso profondamente l'importanza del **supporto emotivo**. È stato un aspetto talmente vitale che ha toccato ogni fibra del nostro essere familiare, tessendo un legame ancora più forte tra noi.

Ricordo le notti in cui Luca si addormentava, esausto dopo una giornata di battaglie interiori, le sue piccole mani strette nelle mie. In quei momenti di quiete, riflettevo su quanto fosse cruciale il nostro sostegno emotivo per il suo benessere. Era nei nostri abbracci, nelle nostre parole di incoraggiamento, nei nostri ascolti attenti, che Luca trovava la forza per affrontare ogni nuova giornata.

Una sera, dopo una giornata particolarmente difficile a scuola, Luca si sentiva sopraffatto e frustrato. Seduti insieme sul divano, con le lacrime agli occhi, mi ha confessato i suoi sentimenti di inadeguatezza, di essere diverso dai suoi compagni. In quel momento, ho capito quanto fosse importante essere lì per lui, non solo come madre, ma come confidente, come **porto sicuro** in mezzo alla tempesta. Gli ho tenuto la mano, gli ho assicurato che le sue emozioni erano comprensibili, valide, e che non era solo. Quella sera, abbiamo parlato a lungo, condividendo pensieri e sentimenti, e ho visto un barlume di sollievo nei suoi occhi. Quel dialogo ha rafforzato la nostra connessione, dimostrando che il nostro supporto emotivo era il suo ancoraggio.

Il supporto emotivo non era solo nei grandi gesti. Era nelle piccole routine quotidiane, nel modo in cui iniziavamo ogni giorno con un sorriso e un abbraccio, nel modo in cui celebravamo i piccoli successi come grandi trionfi. Ogni giorno, cercavo di creare un ambiente domestico positivo e rassicurante, dove Luca potesse sentirsi sicuro e amato incondizionatamente.

Il nostro sostegno emotivo si estendeva anche al lavoro con i professionisti. Durante le sessioni con la dottoressa Fiorini, ho partecipato attivamente, imparando tecniche per rafforzare il supporto emotivo a casa. Questo apprendimento condiviso ha creato un ponte tra la terapia e la vita quotidiana, rendendo il nostro sostegno più efficace e coerente.

Uno dei momenti più toccanti è stato quando Luca ha portato a casa un disegno fatto in terapia. Era un cuore grande, pieno di colori vivaci, con parole come "amore", "sicurezza", "comprensione" scritte intorno. Quando me l'ha mostrato, con un sorriso timido ma orgoglioso, ho sentito un'ondata di emozione. Quel disegno rappresentava ciò che provava grazie al nostro supporto, il calore e la sicurezza del nostro amore familiare.

Attraverso questo percorso, ho imparato che il supporto emotivo è tanto una medicina quanto qualsiasi terapia o farmaco. È il nutrimento che rafforza l'anima, che dà coraggio e che trasforma le sfide in opportunità di crescita. Il nostro viaggio con Luca ci ha insegnato che l'amore, la pazienza, l'empatia e il sostegno sono gli ingredienti essenziali per navigare nel mondo dell'ADHD, creando un cammino di speranza, di resilienza e di felicità.

4.5. Reti di Supporto Familiare e Comunitario

Nel percorso di Luca con l'ADHD, la creazione di reti di supporto familiare e comunitario è diventata una componente essenziale per il suo sviluppo e benessere. Queste reti hanno fornito un ambiente di amore, comprensione e accettazione, essenziali per aiutarlo a navigare nelle sfide quotidiane dell'ADHD.

La nostra **famiglia** è stata la prima e più importante **rete di supporto**. Ogni membro ha giocato un ruolo unico nel sostegno a Luca. Mio marito, sempre paziente e comprensivo, è diventato un pilastro di forza e serenità per Luca, aiutandolo nei momenti di frustrazione. La sorella di Luca, nonostante la differenza di età, ha mostrato una maturità sorprendente, diventando una compagna di giochi paziente e una confidente per i suoi piccoli problemi. La presenza dei nonni, con le loro storie e il loro affetto incondizionato, ha offerto a Luca un ulteriore strato di sicurezza emotiva.

Estendendo il nostro sguardo oltre la famiglia, abbiamo trovato un'inestimabile rete di supporto nella nostra comunità. La scuola di Luca, con **insegnanti e personale dedicato**, è stata fondamentale. Hanno collaborato strettamente con noi per creare un ambiente educativo che rispondesse alle esigenze di Luca. I genitori di altri bambini con ADHD, incontrati tramite gruppi di supporto, sono diventati amici e alleati. Condividere esperienze, consigli e momenti di frustrazione comune ci ha aiutato a sentirci meno soli nel nostro percorso.

Un episodio che ricorderò sempre è stato durante una festa scolastica. Luca stava avendo difficoltà a interagire con gli altri bambini, ritirandosi in un angolo, sopraffatto dal rumore e dalla confusione. Una madre di un altro bambino con ADHD, vedendo la sua lotta, si è avvicinata e ha delicatamente incoraggiato i bambini a includere

Luca in un gioco più tranquillo. Quel gesto di comprensione e accettazione da parte di un'altra madre nel nostro stesso percorso ha significato molto per noi.

La nostra rete comunitaria si è ampliata anche attraverso attività extra-scolastiche. Luca ha partecipato a gruppi di sport e arte, dove i coordinatori, consapevoli delle sue sfide, hanno creato un ambiente accogliente e stimolante per lui. Vedere Luca interagire, partecipare e sorridere con i suoi coetanei in queste attività era una testimonianza della forza delle comunità inclusive.

Ogni interazione, ogni piccolo atto di gentilezza e comprensione da parte di queste reti di supporto, ha avuto un impatto profondo su Luca. Gli hanno mostrato che, nonostante le difficoltà, c'è sempre un posto dove si è accettati, capiti e amati.

La costruzione di queste reti di supporto non è stata solo una benedizione per Luca, ma ha arricchito tutta la nostra famiglia. Ci hanno insegnato il valore della **solidarietà, dell'empatia** e del **sostegno reciproco.** Il nostro viaggio con l'ADHD ci ha mostrato che, quando si uniscono le forze, sia all'interno della famiglia che nella comunità più ampia, si possono superare ostacoli che sembrano insormontabili, creando un ambiente in cui ogni bambino, nonostante le sue sfide, può prosperare e crescere.

Capitolo 5: Crescita e Sviluppo

5.1. Fasi dello Sviluppo e ADHD

Affrontare le diverse fasi dello sviluppo di Luca con l'ADHD è stato come navigare in un mare in costante cambiamento. Ogni fase ha portato nuove sfide e nuove scoperte, rivelando sempre più la complessità e la bellezza del suo mondo interiore.

Quando Luca era un bambino piccolo, la sua iperattività si manifestava in una curiosità senza limiti e in una energia travolgente. Ogni oggetto, ogni angolo della casa era un mistero da esplorare. Ma con questa inesauribile energia veniva anche una grande difficoltà nel concentrarsi su un singolo compito. I giochi duravano pochi minuti prima che la sua attenzione si spostasse altrove. Questa fase, sebbene faticosa, era piena di **gioia e scoperte.**

Entrando nella fase prescolare, le sfide di Luca hanno iniziato a cambiare. La sua difficoltà nel seguire le routine e nel controllare i suoi impulsi divenne più evidente. Ricordo le mattine per prepararlo per l'asilo, un turbinio di attività che spesso finiva in frustrazione da entrambe le parti. Ma in questa fase, abbiamo anche iniziato a vedere la sua incredibile **creatività**. Luca poteva trasformare scatole di cartone in castelli e disegnare mondi fantastici con i suoi pastelli.

L'inizio della scuola elementare ha segnato un'altra fase importante. Le richieste accademiche e sociali erano maggiori, e Luca lottava per adattarsi. La gestione del tempo, l'organizzazione dei compiti e l'interazione con i compagni di classe erano sfide quotidiane. Ma è stato anche in questo periodo che abbiamo iniziato a vedere la sua resilienza. Con il sostegno degli insegnanti e delle terapie, Luca ha iniziato lentamente a trovare strategie per gestire il suo ADHD. Vederlo completare un compito da solo o fare amicizia era una vittoria, un segno del suo progresso.

L'adolescenza ha introdotto nuove sfide. L'ADHD, unito alle normali turbolenze emotive di questa età, ha reso questo periodo particolarmente complesso. Le questioni di autostima, le pressioni sociali e le aspettative scolastiche hanno creato un mix che a volte sembrava troppo per Luca. Ma è stato anche in questo periodo che la sua **autoconsapevolezza** è cresciuta. Luca ha iniziato a esprimere i suoi sentimenti più apertamente, a riflettere sul suo comportamento e a cercare attivamente strategie per gestire le sue emozioni.

Ora, guardando indietro alle diverse fasi dello sviluppo di Luca, vedo un mosaico di esperienze che lo hanno plasmato. Ogni fase ha portato le sue sfide, ma anche le sue gioie e lezioni. Come madre, ho imparato ad abbracciare ogni fase con amore e pazienza, e a vedere il mondo attraverso i suoi occhi unici e meravigliosi.

Il viaggio con l'ADHD è un percorso di **crescita continua**, non solo per Luca, ma per tutta la nostra famiglia. Ogni fase dello sviluppo ha rafforzato la nostra resilienza, il nostro amore e la nostra comprensione, insegnandoci che ogni bambino ha un proprio ritmo e un proprio cammino unico da seguire.

5.2. Insegnare Abilità di Vita

Educare Luca, il mio bambino speciale con ADHD, nelle abilità di vita è stato un percorso ricco di sfide e soddisfazioni. Ogni lezione, ogni piccolo insegnamento, ha avuto un peso significativo nel suo sviluppo, aiutandolo a guadagnare quella **indipendenza e fiducia in sé** che ogni madre desidera per il proprio figlio.

Fin dall'inizio, ho capito che le abilità pratiche erano tanto importanti quanto quelle accademiche. Così, passo dopo passo, ho iniziato a insegnare a Luca le **abilità quotidiane**. Ricordo le prime volte che abbiamo cucinato insieme; lui, con il suo grembiulino troppo grande, e io, paziente, a guidarlo tra pentole e ingredienti. Mentre mescolava la pasta o tagliava la frutta con attenzione, vedevo la sua autostima crescere. Erano momenti semplici ma profondamente significativi, dove Luca imparava non solo a cucinare, ma anche a seguire istruzioni e a gestire il tempo.

L'organizzazione personale è stata un'altra abilità cruciale. Luca inizialmente lottava per tenere in ordine la sua stanza e i suoi effetti personali. Abbiamo introdotto sistemi semplici, come scatole colorate per i suoi giocattoli e un calendario visivo per le sue attività. Vederlo prendere l'abitudine di usare questi strumenti e godere del senso di ordine che ne derivava, è stato gratificante.

Anche l'insegnamento delle **responsabilità finanziarie** è stato un aspetto importante. Luca ha iniziato con un piccolo salvadanaio, imparando a risparmiare e a gestire i suoi soldi. Questo ha insegnato il valore del denaro e l'importanza della pianificazione. Ricordo il suo orgoglio quando ha comprato il suo primo giocattolo con i soldi risparmiati, un sorriso radioso sul suo viso che rifletteva la sua sensazione di realizzazione.

Imparare a **viaggiare in autonomia** è stata un'altra tappa fondamentale. Inizialmente, l'idea di lasciarlo andare da solo era fonte di ansia sia per lui che per me. Ma, con la pratica e con piccoli passi, Luca ha imparato a muoversi in sicurezza nel nostro quartiere. Il giorno in cui ha fatto da solo il tragitto per la scuola, il mio cuore era colmo di apprensione, ma anche di orgoglio. Il suo viso raggiante quando è tornato a casa ha parlato più di mille parole.

Questo percorso di insegnamento delle abilità di vita non è stato solo una serie di lezioni per Luca, ma un viaggio condiviso di crescita. Ogni nuova abilità acquisita non solo aumentava la sua autonomia, ma rafforzava anche il nostro legame, basato sulla fiducia reciproca e sul supporto.

Ogni piccolo passo di Luca verso l'indipendenza è stato un passo verso la fiducia in sé stesso, verso la consapevolezza delle sue capacità. Come madre, nulla è più gratificante che vedere il proprio figlio guadagnare autonomia e autostima, superando le sfide imposte dall'ADHD. Queste abilità di vita, insegnate con amore e pazienza, sono i mattoni per costruire il suo futuro, un futuro in cui potrà navigare il mondo con sicurezza e determinazione.

5.3. Affrontare i Cambiamenti Fisici ed Emotivi

Il cammino di Luca attraverso le varie fasi dell'ADHD è stato un viaggio di continua scoperta, soprattutto durante le tappe dei cambiamenti fisici ed emotivi. Questi periodi di transizione hanno portato sfide e momenti di crescita che hanno toccato profondamente sia Luca che me.

L'ingresso di Luca nell'adolescenza è stato un periodo di grandi cambiamenti. Osservare il mio bambino crescere e affrontare le sfide fisiche ed emotive di questo periodo è stato un viaggio carico di emozioni. L'ADHD, combinato con le normali turbolenze dell'adolescenza, ha reso questo periodo ancora più complesso. Luca si confrontava con **l'aumento dell'impulsività**, le **fluttuazioni dell'umore** e una nuova consapevolezza di sé e del mondo intorno a lui.

I cambiamenti fisici, come la voce che si abbassava e l'altezza che aumentava, a volte lo rendevano insicuro. Era come se stesse imparando a conoscere di nuovo il suo corpo, a volte sentendosi goffo e fuori luogo. Ricordo le sue espressioni di frustrazione quando non riusciva a fare attività che prima gli sembravano semplici. In questi momenti, ho cercato di offrirgli un **supporto costante**, rassicurandolo che queste sensazioni erano normali e che, con il tempo, avrebbe ritrovato il suo equilibrio.

Emotivamente, Luca si trovava di fronte a sfide ancora più grandi. L'ADHD influiva sulla sua autostima, rendendolo più sensibile alle critiche e ai fallimenti. Le pressioni sociali, le aspettative scolastiche e il desiderio di appartenenza diventavano fonti di ansia e stress. Come madre, vederlo navigare in queste acque turbolente era a volte straziante. Ma in questi momenti difficili, abbiamo trovato nuove forze. Abbiamo imparato insieme l'importanza di **comunicare apertamente**, di condividere paure e speranze, creando un dialogo che ci ha uniti ancora di più.

Un momento particolarmente significativo è stato durante una serata in cui Luca si sentiva sopraffatto dalle pressioni scolastiche. Seduti in cucina, con una tazza di tè tra le mani, abbiamo parlato delle sue preoccupazioni. È stato un dialogo sincero, in cui Luca ha espresso i suoi dubbi e le sue insicurezze. Quella conversazione è stata un punto di svolta, un momento in cui ha capito che non era solo nelle sue lotte. La nostra capacità di affrontare insieme questi momenti difficili ha rafforzato la sua resilienza e la sua capacità di gestire le emozioni.

L'adolescenza di Luca, sebbene sfidante, è stata anche un periodo di crescita incredibile. Ha imparato a conoscere meglio sé stesso, a comprendere e a gestire le sue emozioni e a navigare le relazioni sociali con maggiore fiducia. Come madre, ho visto il mio bambino trasformarsi in un giovane uomo, imparando ad affrontare le sfide della vita con coraggio e determinazione.

Questo periodo di cambiamenti fisici ed emotivi è stato un capitolo cruciale nel nostro viaggio con l'ADHD. Ci ha insegnato che, anche nei momenti di incertezza e difficoltà, possiamo trovare forza e comprensione reciproca. Ogni passo, ogni sfida superata, ha contribuito a costruire il carattere unico e resiliente di Luca, preparandolo per le prossime tappe della sua vita.

5.4. Promuovere l'Indipendenza

La promozione dell'indipendenza in Luca è stata una delle parti più sfidanti ma anche gratificanti del nostro viaggio. Ogni passo verso l'autonomia era un passo verso il suo sviluppo come individuo a tutto tondo, capace di affrontare il mondo con le proprie forze.

Fin dall'inizio, ho cercato di insegnare a Luca l'importanza dell'autosufficienza in modi adatti alla sua età e alle sue capacità. Quando era piccolo, questo significava incoraggiarlo a vestirsi da solo, a preparare la sua merenda o a mettere in ordine i suoi giocattoli. Queste piccole attività quotidiane, sebbene a volte richiedessero più tempo e pazienza, erano fondamentali per costruire la sua **fiducia in sé** e la sua capacità di prendersi cura di sé.

Man mano che cresceva, le sfide e le opportunità per l'indipendenza aumentavano. L'ingresso nella scuola elementare era un momento cruciale. Luca ha dovuto imparare a gestire i suoi compiti, a organizzare il suo zaino e a prendersi responsabilità per il suo materiale scolastico.

Ricordo i primi giorni di scuola, il suo zaino meticolosamente organizzato la sera prima, e il suo viso pieno di orgoglio quando riusciva a ricordare tutto ciò che aveva bisogno per la giornata.

L'adolescenza ha portato nuove sfide e opportunità. Luca ha iniziato a esplorare il mondo esterno con maggiore indipendenza. Dopo molte discussioni ed esercitazioni, abbiamo deciso che era pronto per fare piccoli spostamenti da solo, come andare al parco o in biblioteca. Questo passo, sebbene piccolo, ha avuto un grande significato. Ricordo il suo entusiasmo e la sua eccitazione la prima volta che è uscito da solo, mescolati con la mia apprensione di madre. Ma vedere il suo sorriso quando è tornato a casa, raccontando delle sue avventure, ha riempito il mio cuore di un'immensa felicità e orgoglio.

Insegnare a Luca a gestire il denaro è stata un'altra tappa importante. Abbiamo iniziato con un piccolo budget settimanale, che doveva gestire per le sue piccole spese. Questo gli ha insegnato il valore del denaro e l'importanza della pianificazione e del risparmio. Ogni volta che riusciva a risparmiare abbastanza per comprare qualcosa che desiderava, la sua gioia e soddisfazione erano evidenti.

La promozione dell'indipendenza in Luca non è stata solo un insieme di abilità pratiche, ma anche un viaggio emotivo. Abbiamo lavorato insieme sul riconoscimento delle sue emozioni, sulla gestione dello stress e sulla risoluzione dei problemi. Queste competenze lo hanno aiutato a diventare più sicuro nelle sue decisioni e nelle sue relazioni con gli altri.

Ogni passo verso l'indipendenza di Luca è stato un tassello aggiunto alla sua crescita personale. Vedere il mio bambino, una volta così dipendente e incerto, trasformarsi in un giovane capace e autonomo è stata una delle esperienze più gratificanti della mia vita. Questo percorso di indipendenza ha rafforzato in lui la fiducia nelle proprie capacità e la consapevolezza che, nonostante le sfide dell'ADHD, può affrontare la vita con coraggio e determinazione.

5.5. Preparazione al Futuro

Guardare al futuro di Luca, il mio coraggioso bambino con ADHD, è un esercizio di speranza e ottimismo. Ogni giorno, ogni piccola vittoria, ogni sfida superata, ci avvicina a un domani ricco di possibilità e successi.

Da quando Luca era piccolo, ho sempre saputo che il suo percorso sarebbe stato diverso, ma non meno straordinario. Ogni fase della sua vita è stata un capitolo di una storia meravigliosa, segnata da momenti di crescita, apprendimento e amore incondizionato. Guardando al futuro, vedo un mondo di opportunità che attende il suo tocco unico.

Il mio sogno per Luca è che possa realizzare ogni suo desiderio, che possa esplorare la vita con la stessa curiosità e passione che ha mostrato fin dall'infanzia. Sogno che possa trovare la sua strada, forgiando un percorso che rifletta le sue abilità uniche, i suoi interessi e le sue passioni. Sono convinta che, nonostante le sfide dell'ADHD, Luca abbia tutte le carte in regola per fare grandi cose.

Una delle speranze più grandi che ho per Luca è che continui a sviluppare la sua **autostima** e il suo **senso di autonomia**. Che possa affrontare il mondo con fiducia, sapendo che, sebbene la vita possa a volte essere complicata, lui ha la forza e le risorse per superare ogni ostacolo. Voglio che Luca sappia che, non importa quante volte possa cadere, ha sempre la capacità di rialzarsi e andare avanti.

Desidero anche che Luca trovi la sua **vocazione** e la **gioia nel lavoro** che sceglierà di fare. Che possa scoprire una professione che non solo valorizzi le sue abilità uniche, ma che gli dia anche un senso di soddisfazione e realizzazione. Che il suo futuro lavorativo sia un riflesso della sua personalità: creativo, dinamico e pieno di vita.

Spero che Luca continui a coltivare **relazioni significative**. Che trovi amicizia e amore nelle persone che apprezzano la sua vera essenza, che lo sostengano, lo ispirino e lo amino per quello che è. La sua capacità di empatizzare, la sua generosità e il suo calore sono doni che lo renderanno un amico, un partner, un collega prezioso.

Vedo Luca nel futuro come un **ambasciatore di speranza** per altri che affrontano sfide simili. La sua storia potrebbe ispirare e motivare, mostrando che l'ADHD non è una limitazione, ma una parte di un mosaico più grande che rende una persona unica e speciale.

In ultimo, ma non meno importante, spero che Luca mantenga sempre quella **luce interiore** che lo rende così speciale. Che non smetta mai di sorridere, di ridere, di esplorare e di sognare. Che il futuro gli porti gioia in abbondanza e che possa sempre guardare al domani con speranza e ottimismo.

Come madre, prometto di essere sempre al suo fianco, sostenendolo, guidandolo e celebrando ogni passo che fa. Il futuro per Luca è come una tela bianca, pronta per essere dipinta con i colori vivaci della sua personalità, del suo talento e delle sue speranze. E non vedo l'ora di vedere il capolavoro che diventerà.

Capitolo 6: Relazioni Sociali e Familiari

6.1. Gestione delle Relazioni con i Coetanei

Nel percorso di crescita di Luca, ho appreso lezioni inestimabili sull'amore e l'accettazione. Questo viaggio, pieno di alti e bassi, ha trasformato non solo la vita di Luca, ma anche la mia, insegnandomi il vero significato dell'amore incondizionato.

Fin dall'inizio, quando Luca era solo un bambino con una vivacità sfrenata e una curiosità senza limiti, ho imparato ad abbracciare ogni aspetto del suo essere. Il suo sorriso contagioso, la sua risata cristallina, e anche i momenti di frustrazione e le lacrime – ogni parte di Luca era un dono prezioso. Con il tempo, ho capito che l'ADHD non era un ostacolo da superare, ma una parte integrante di lui che andava compresa e accettata.

Ricordo chiaramente una sera, dopo una giornata particolarmente difficile a scuola. Luca era a casa, scoraggiato e triste. In quel momento, ho sentito un'onda di amore travolgente. Ho abbracciato Luca stretto, sussurrandogli che era perfetto così com'era, che ogni sua difficoltà lo rendeva ancora più speciale ai miei occhi. Era importante per me che sapesse che, nonostante le sfide, era amato incondizionatamente.

Con l'ADHD, ogni piccolo successo di Luca era una celebrazione. Ogni volta che superava un ostacolo, fosse anche il più piccolo, era una testimonianza della sua resilienza e forza. Questi momenti di trionfo erano gioie immense, lampi di speranza che illuminavano il nostro cammino. Ho imparato a trovare la bellezza e l'orgoglio in queste piccole vittorie, capendo che ognuna di esse era un passo verso la sua autonomia e la sua autostima.

L'ADHD ha anche aperto i miei occhi sulla diversità e sull'importanza dell'accettazione. Ho incontrato altri genitori, insegnanti e professionisti, ognuno con la propria storia, ognuno con la propria lotta. Queste interazioni mi hanno insegnato che l'accettazione non è solo un dono che diamo ai nostri figli, ma una virtù che arricchisce tutta la società. Accettare Luca significava celebrare la sua unicità, riconoscere i suoi talenti e sostenere i suoi sogni.

Ora, guardando indietro, vedo quanto siamo cresciuti insieme, Luca e io. L'ADHD, che una volta sembrava una montagna insormontabile, è diventata parte del paesaggio della nostra vita, un elemento che, sebbene sfidante, ha portato profondità e ricchezza alle nostre esperienze. La mia comprensione dell'amore e dell'accettazione si è approfondita in modi che non avrei mai immaginato.

Luca mi ha insegnato che l'amore vero non cerca di cambiare, ma accoglie con braccia aperte. Ha trasformato il mio modo di vedere il mondo, insegnandomi che ogni bambino ha un proprio ritmo, un proprio modo di esprimersi e di interagire con il mondo. L'amore che provo per lui va oltre le parole; è un sentimento profondo che abbraccia ogni sua risata, ogni suo passo, ogni sua sfida.

In definitiva, il nostro viaggio con l'ADHD è una storia di amore e accettazione, una storia che continua a scriversi ogni giorno. È una storia che parla di un bambino straordinario e di una madre che ha imparato ad amare senza condizioni, ad accettare senza riserve, e a celebrare la vita in tutte le sue sfaccettature.

6.2. Fratelli e Dinamiche Familiari

Nella nostra famiglia, Luca, non è l'unico protagonista. Le sue sorelle hanno avuto un ruolo essenziale nel suo percorso e nelle dinamiche familiari che si sono evolute nel tempo. Questa storia non è solo quella di Luca, ma di una famiglia che insieme impara, cresce e si adatta.

Fin dall'inizio, è stato chiaro che l'ADHD di Luca avrebbe influenzato tutta la famiglia. Le sue sorelle, all'inizio, si trovavano di fronte a un mondo che non comprendevano pienamente. La loro curiosità iniziale si trasformò presto in confusione e a volte frustrazione. *"Perché Luca agisce così?" "Perché richiede così tanta attenzione?*" Erano domande frequenti nelle loro piccole menti.

Con amore e pazienza, abbiamo iniziato un viaggio di spiegazione e comprensione. Ho passato molte serate a parlare con loro, spiegando cosa significa avere l'ADHD, sottolineando che ogni persona è unica e ha bisogni diversi. Queste conversazioni hanno aperto un mondo di **empatia e comprensione** tra fratello e sorelle. Hanno iniziato a vedere Luca non solo come un fratello con delle sfide, ma come un individuo speciale con molto da offrire.

I momenti in cui ho visto le sorelle di Luca giocare insieme, adattando il loro gioco alle sue esigenze, sono stati tra i più toccanti. Hanno imparato a includere Luca, a rallentare quando necessario, o a trovare attività che fossero divertenti per tutti. Questa capacità di adattamento non ha solo aiutato Luca, ma ha anche insegnato alle altre bambine il valore dell'inclusione e del rispetto per le differenze.

Ci sono state sfide, naturalmente. Momenti in cui la pazienza si esauriva, in cui i litigi e le incomprensioni erano inevitabili. In questi momenti, il mio ruolo era quello di mediatore, insegnando loro come esprimere le loro frustrazioni in modi sani e come ascoltare e capirsi a vicenda. Questi momenti di tensione, sebbene difficili, sono stati fondamentali per il loro sviluppo emotivo e per la costruzione di relazioni familiari solide e autentiche.

Una delle lezioni più importanti che le sorelle di Luca hanno imparato è stata la resilienza. Hanno visto Luca lottare e superare ostacoli che per molti sarebbero sembrati insormontabili. Questo ha ispirato in loro una forza e una determinazione che portano con sé in ogni aspetto della loro vita. Luca, a sua volta, ha tratto forza e motivazione dalle sue sorelle, trovando in loro modelli di comportamento e fonti di ispirazione.

Nel corso degli anni, ho visto i legami tra Luca e le sue sorelle in modi che non avrei mai immaginato. Sono cresciuti insieme, non solo come fratelli, ma come amici, sostenitori e insegnanti gli uni degli altri. La loro relazione è un ricordo costante che le dinamiche familiari possono essere complesse, ma sono anche fonte di una straordinaria capacità di amore, sostegno e crescita reciproca.

Ora, guardando la nostra famiglia, vedo un'unità che va oltre le sfide dell'ADHD. Vedere i miei figli ridere insieme, supportarsi a vicenda e condividere momenti di vita è un tesoro che non ha prezzo. Questa esperienza con Luca ha insegnato a tutti noi il valore dell'accettazione, della comprensione e dell'amore incondizionato, legami che tengono unita la nostra famiglia e che ci guidano nel nostro viaggio collettivo.

6.3. Creare un Ambiente Positivo a Casa

Creare un ambiente domestico positivo per Luca, è diventato un pilastro fondamentale del nostro quotidiano. Comprendere e accettare che la nostra casa dovesse essere un rifugio sicuro, un luogo di amore e di comprensione, è stata una rivelazione che ha trasformato la nostra vita familiare.

Ho capito presto che l'ambiente domestico doveva essere più di un semplice spazio fisico. Doveva essere un luogo dove Luca potesse sentirsi libero di esprimersi, di essere sé stesso, senza il timore di essere giudicato o frainteso. Un ambiente che incoraggiasse il **benessere emotivo** e il **relax**, fondamentali per la sua concentrazione e per gestire l'iperattività.

La nostra casa è diventata un luogo dove il **dialogo e la comunicazione** sono centrali. Abbiamo creato degli spazi dove Luca può tranquillamente parlare delle sue giornate, condividere i suoi successi e le sue preoccupazioni. Questi momenti di condivisione hanno rafforzato il nostro legame e hanno aiutato Luca a sviluppare la fiducia in sé stesso e nelle sue capacità di esprimere i propri sentimenti.

Un aspetto cruciale è stato creare **zone di calma**, degli angoli nella casa dove Luca può ritirarsi quando si sente sopraffatto o ha bisogno di una pausa. Questi spazi, dotati di oggetti confortanti, libri e giochi tranquilli, sono diventati i suoi rifugi sicuri, dove può ricaricare le sue energie e ritrovare la sua serenità.

Ho imparato che la **routine e la struttura** sono altrettanto importanti. La prevedibilità e la regolarità aiutano Luca a sentirsi sicuro e a gestire meglio le sue giornate. Abbiamo quindi stabilito orari regolari per i pasti, per i compiti e per il tempo libero, creando un senso di ordine e stabilità che lo aiuta a navigare meglio nella sua quotidianità.

Inoltre, ho cercato di far sì che la nostra casa fosse un luogo di **celebrazione e positività**. Ogni piccolo successo di Luca è una festa, un'opportunità per mostrargli quanto siamo orgogliosi di lui e delle sue conquiste. Questo approccio positivo ha rafforzato la sua autostima e lo ha incoraggiato a perseguire i suoi obiettivi con entusiasmo.

Un altro elemento fondamentale è stato includere Luca nelle decisioni relative alla casa. Che si tratti di scegliere il colore delle pareti della sua stanza o di pianificare un'attività familiare, dare a Luca un senso di **appartenenza e controllo** nel suo ambiente domestico ha rafforzato il suo senso di autonomia e responsabilità.

Creare un ambiente domestico positivo per Luca non è stato solo un atto di amore, ma anche un investimento nella sua crescita e felicità. Questo ambiente, costruito con cura e dedizione, ha dato a Luca lo spazio per fiorire e diventare la migliore versione di sé stesso. È diventato un luogo dove le risate, le lacrime, le sfide e i successi si intrecciano in una bellissima danza di vita familiare, un luogo dove l'ADHD è solo una parte del nostro ricco mosaico familiare.

6.4. Gestione dei Conflitti e delle Emozioni

Nel nostro viaggio con Luca e il suo ADHD, la **gestione dei conflitti e delle emozioni** è stata una parte essenziale della nostra vita quotidiana. Questi momenti, densi di emozioni e talvolta di tensione, hanno portato con sé preziose lezioni di comprensione, pazienza e amore.

Ricordo una sera in particolare, quando la tensione tra Luca e sua sorella minore aveva raggiunto il culmine. Avevano litigato per un gioco, e Luca, sopraffatto dalle emozioni, aveva reagito impulsivamente. La situazione si era rapidamente trasformata in un vortice di grida e lacrime. In quel momento di caos, avevo sentito il peso della responsabilità di calmare gli animi e insegnare una lezione importante.

Dopo aver separato i due per farli rilassare, avevo chiamato Luca da parte. Insieme, ci eravamo seduti sul divano, nel nostro angolo tranquillo, lontano dai rumori della casa. Avevo preso le sue mani tra le mie, guardandolo negli occhi, e gli avevo chiesto di raccontarmi come si sentiva. Luca, ancora tremante per l'agitazione, aveva iniziato a parlare delle sue frustrazioni, delle sue paure di essere incompreso, delle sue difficoltà nel gestire le sue emozioni impulsive. Quella conversazione aveva aperto una finestra sul suo mondo interiore, mostrandomi quanto fosse importante per lui sentirsi ascoltato e compreso.

In quel dialogo, avevo sottolineato l'importanza di esprimere le proprie emozioni in modi sani e costruttivi. Gli avevo parlato di come le parole possano essere usate per esprimere sentimenti senza ferire gli altri, e di come possiamo imparare a fare un passo indietro quando le emozioni diventano troppo forti. Luca aveva ascoltato attentamente, i suoi occhi riflettendo la comprensione e la determinazione di fare meglio.

Un altro aneddoto che mi viene in mente è quando Luca aveva aiutato sua sorella a costruire un modello di aeroplano. In quella situazione, Luca aveva dimostrato una **pazienza e una delicatezza** che non avevo mai visto prima. Aveva guidato sua sorella attraverso ogni passo, incoraggiandola e supportandola. E quando il modello era stato completato, il sorriso soddisfatto sul volto di sua sorella era stato un chiaro segno dell'effetto positivo che Luca aveva su di lei. In quel momento, avevo realizzato quanto Luca fosse cresciuto, non solo nella gestione delle sue emozioni, ma anche nella capacità di essere un modello positivo per sua sorella.

Questi momenti di vita familiare hanno rivelato l'importanza cruciale di insegnare a Luca, e a tutti noi, come navigare nel mare delle emozioni. Hanno dimostrato che, con l'ascolto, la comprensione e l'empatia, possiamo trasformare i conflitti in opportunità di crescita e di connessione più profonda.

La gestione dei conflitti e delle emozioni in casa nostra non è solo una questione di risolvere le dispute; è un viaggio di scoperta reciproca, di costruzione di legami più forti e di apprendimento di come possiamo supportarci a vicenda attraverso le sfide della vita. Ogni conflitto superato, ogni emozione condivisa, ci ha avvicinati, insegnandoci il valore inestimabile della famiglia, dell'amore e della comprensione.

6.5. La Crescita Emotiva del Bambino

Osservare la crescita emotiva di Luca, il mio bambino speciale con ADHD, è stata una delle esperienze più arricchenti e profondamente toccanti della mia vita. La sua evoluzione emotiva, dai primi giorni di incertezza e di sfida fino agli attuali momenti di consapevolezza e di controllo, ha rappresentato un viaggio incredibile di scoperte e trionfi.

Quando Luca era più piccolo, le sue emozioni sembravano essere come onde incontrollabili, che lo travolgevano senza preavviso. La felicità, la rabbia, la tristezza e l'eccitazione si alternavano rapidamente, lasciandolo spesso sopraffatto e confuso. In quei primi anni, ho capito quanto fosse cruciale insegnargli a **navigare nel mare delle sue emozioni.** Era essenziale per lui, e per noi come famiglia, imparare a comprendere e gestire questi flussi emotivi.

Man mano che Luca cresceva, ho iniziato a vedere i segni della sua crescita emotiva. Una tappa fondamentale è stata la sua capacità di **riconoscere e nominare le sue emozioni**. Questo processo di autocomprensione ha aperto nuove porte alla sua autoregolazione. Ricordo chiaramente un pomeriggio in cui, dopo un litigio con un amico, Luca era riuscito a esprimere la sua frustrazione in parole, anziché in comportamenti impulsivi. Era un chiaro segnale del suo sviluppo emotivo, un momento di orgoglio e di speranza per il suo futuro.

Un altro aspetto importante della sua crescita emotiva è stata la capacità di **gestire le delusioni**

e le frustrazioni. Invece di crollare sotto il peso delle piccole sconfitte quotidiane, Luca ha iniziato a vederle come opportunità per imparare e migliorare. La sua resilienza, forgiata attraverso queste esperienze, ha iniziato a brillare. Un esempio è stato quando non è stato scelto per la squadra di calcio della scuola; anziché arrendersi, Luca ha deciso di allenarsi di più, dimostrando una forza interiore e una determinazione che mi hanno riempito di ammirazione.

La crescita emotiva di Luca non è stata solo un viaggio personale; ha influenzato profondamente l'intera famiglia. Ogni passo che faceva verso la maturità emotiva era un passo che ci univa di più. Abbiamo imparato insieme il valore dell'ascolto, della comprensione e del sostegno reciproco. Le sue sfide sono diventate le nostre sfide, e i suoi trionfi, i nostri trionfi.

Ora, guardando Luca, vedo un ragazzo che, nonostante le sfide dell'ADHD, ha sviluppato una profonda consapevolezza emotiva e una capacità di resilienza che lo guidano ogni giorno. La sua storia è un promemoria potente che, nonostante le difficoltà, c'è sempre spazio per la crescita e il cambiamento positivo.

La crescita emotiva di Luca è un capitolo del nostro libro di vita che continua a scriverci sopra nuove, meravigliose storie. Ogni giorno con lui è un'opportunità per celebrare quanto lontano siamo arrivati e per anticipare con gioia tutti i traguardi che ancora dovrà raggiungere. La sua evoluzione è una testimonianza della sua forza, del nostro amore e del potere dell'accettazione e del sostegno incondizionato.

Capitolo 7: Sfide e Vittorie

7.1. Momenti Difficili e Come Superarli

Nel percorso con Luca e il suo ADHD, abbiamo affrontato numerosi momenti difficili, ostacoli che a volte sembravano insuperabili. Ma è proprio attraverso queste sfide che abbiamo imparato le lezioni più preziose sulla resilienza, l'amore e la forza interiore.

Un episodio che mi rimarrà sempre impresso è avvenuto durante un incontro scolastico. Luca era stato particolarmente agitato quel giorno, e un incidente in classe aveva portato a una situazione complicata con i suoi compagni e gli insegnanti. Quando sono andata a prenderlo, ho trovato il mio bambino seduto da solo, con lo sguardo perso nel vuoto, soffocato dalle lacrime. Il peso del mondo sembrava gravare sulle sue spalle. In quel momento, il mio cuore di madre si è spezzato, ma sapevo che dovevamo trovare la forza di andare avanti.

Insieme, abbiamo parlato di quanto fosse accaduto. Ho ascoltato con attenzione, lasciando che Luca esprimesse i suoi sentimenti senza interruzioni. Dopo averlo ascoltato, ho iniziato a parlargli della **forza della resilienza**. Gli ho spiegato che tutti affrontiamo momenti difficili, ma è il modo in cui reagiamo a questi momenti che definisce chi siamo. Ho enfatizzato che non era solo nelle sue reazioni immediate, ma nel suo impegno a fare meglio la prossima volta che risiedeva la sua vera forza.

Abbiamo anche discusso di **strategie per gestire situazioni simili in futuro**. Parlando insieme, abbiamo ideato un piano che includeva tecniche di respirazione per calmarsi, parole chiave che poteva dirmi quando si sentiva sopraffatto e un piccolo oggetto calmante che poteva portare con sé a scuola. Questo piano non era solo un insieme di azioni da intraprendere; era un patto di fiducia e di comprensione tra Luca e me.

Un altro momento difficile si è presentato quando Luca ha dovuto affrontare il rifiuto da parte di un gruppo di coetanei. La sua reazione iniziale è stata di ritirarsi in sé stesso, nascondendo il suo dolore. Ricordo di averlo trovato in camera sua, seduto in silenzio. In quel momento, ho scelto di sedermi accanto a lui in silenzio, offrendogli la mia presenza come conforto. Dopo un po', Luca ha iniziato a parlare, e insieme abbiamo esplorato i suoi sentimenti di tristezza e di esclusione. Gli ho assicurato che, sebbene non potessimo controllare le azioni degli altri, potevamo lavorare sulle nostre reazioni e sul mantenere la nostra autostima.

Questi momenti difficili, sebbene dolorosi, sono stati fondamentali per il nostro viaggio. Hanno insegnato a Luca a **fronteggiare le sfide con coraggio** e a me a sostenerlo con empatia e comprensione. Ogni ostacolo superato ha rinforzato in Luca la convinzione di poter affrontare le avversità con resilienza e determinazione.

Guardando indietro, questi momenti difficili sono diventati pietre miliari nel nostro viaggio. Hanno mostrato che, nonostante l'ADHD, Luca possiede una forza interna straordinaria. La sua capacità di superare queste sfide non solo lo ha reso più forte, ma ha anche rafforzato il nostro legame familiare, insegnandoci il valore dell'ascolto, del supporto reciproco e della resilienza condivisa.

7.2. Celebrare i Piccoli Successi

Nel nostro cammino con Luca e il suo ADHD, ho imparato che la celebrazione dei piccoli successi è altrettanto importante quanto affrontare le grandi sfide. Ogni piccola vittoria di Luca è stata una fonte di gioia immensa e un promemoria del progresso costante che stava facendo, nonostante le difficoltà imposte dall'ADHD.

Un momento che mi torna spesso alla mente è quando Luca ha completato per la prima volta i suoi compiti senza assistenza. Era un pomeriggio tranquillo, e lui era seduto al tavolo, concentrato sul suo lavoro. Avevo osservato da lontano, trattenendo il respiro e la voglia di intervenire. Quando ha finito, il suo sguardo verso di me era un misto di orgoglio e eccitazione. *"L'ho fatto da solo, mamma!"* aveva esclamato. In quel momento, la felicità che ho provato era indescrivibile. Anche se era un piccolo compito, per noi era un grande traguardo. Abbiamo celebrato con un abbraccio e una piccola festa a sorpresa, sottolineando quanto fosse importante quel momento.

Un altro piccolo ma significativo successo è stato quando Luca è riuscito a gestire una situazione difficile con un suo compagno di classe. Aveva avuto un disaccordo, ma invece di reagire impulsivamente, come avrebbe fatto in passato, si era preso un momento per calmarsi e poi aveva parlato pacificamente con il suo amico. Quando mi ha raccontato l'accaduto, la sua voce era piena di maturità e riflessione. Questa volta, la celebrazione è stata sotto forma di parole di elogio e riconoscimento del suo comportamento maturo. Gli ho detto quanto fossi fiera di lui per aver gestito la situazione con tanta saggezza.

Celebrare questi successi ha rafforzato in Luca la **fiducia in sé** e la convinzione nelle sue capacità. Ha imparato che ogni sforzo, grande o piccolo, ha il suo valore e che i progressi sono da celebrare, indipendentemente dalle dimensioni. Questi momenti di celebrazione sono diventati parte integrante della nostra routine, un modo per riconoscere e valorizzare ogni passo positivo che faceva.

Inoltre, queste celebrazioni hanno avuto un impatto positivo sull'intera famiglia. Hanno creato un'atmosfera di **ottimismo e positività**, incoraggiando tutti noi a cercare e apprezzare i bei momenti quotidiani. Hanno insegnato ai fratelli di Luca l'importanza di sostenersi a vicenda e di riconoscere i successi altrui.

Celebrare i piccoli successi di Luca mi ha insegnato che la vita, specialmente quella con un bambino con ADHD, è un mosaico di momenti, alcuni difficili e altri gioiosi. Ogni tassello, ogni piccolo successo, contribuisce a creare un quadro complessivo pieno di colore e vita. Questi momenti sono i ricordi che custodisco nel mio cuore, ricordi di un viaggio fatto insieme, passo dopo passo, verso una vita di realizzazioni e felicità. Sono promemoria potenti che, nonostante le sfide, c'è sempre qualcosa da celebrare, sempre un motivo per sorridere e andare avanti con speranza.

7.3. Imparare dall'Errore

Nel nostro viaggio insieme a Luca e la sua lotta con l'ADHD, abbiamo affrontato innumerevoli errori e imprevisti. Queste esperienze, sebbene spesso difficili, si sono rivelate fondamentali per il suo sviluppo. Ogni errore è diventato una preziosa lezione, un'opportunità per imparare e crescere.

Ricordo una situazione in particolare che si è rivelata un importante momento di apprendimento per Luca. Aveva dimenticato di fare un importante compito per la scuola e, di conseguenza, aveva ricevuto un brutto voto. Il suo primo istinto era stato quello di nascondere il voto, temendo la mia reazione e quella del suo insegnante. Quando finalmente ha condiviso con me cosa era successo, la sua ansia era palpabile. In quel momento, ho capito quanto fosse importante affrontare la situazione con comprensione e supporto, piuttosto che con la delusione.

Insieme, abbiamo discusso su come poteva affrontare la situazione. Gli ho mostrato che, sebbene l'errore fosse stato fatto, ciò che contava di più era come avrebbe agito in seguito. **Imparare a prendere la responsabilità** delle proprie azioni e a trovare soluzioni costruttive era la chiave. Abbiamo elaborato un piano per recuperare il lavoro e Luca ha imparato l'importanza della gestione del tempo e dell'organizzazione. Questo episodio ha rafforzato in lui la consapevolezza che gli errori non sono fallimenti definitivi, ma passi nel percorso di apprendimento.

Un altro episodio significativo è stato quando Luca, in un impulso di frustrazione, ha rotto il suo giocattolo preferito. Inizialmente, la sua reazione era stata quella di arrabbiarsi e di dare la colpa a fattori esterni. Tuttavia, dopo esserci calmati e aver parlato, Luca ha iniziato a capire come le sue azioni avessero portato a quel risultato. Questa esperienza gli ha insegnato l'importanza del **controllo delle emozioni** e del pensare prima di agire. La lezione appresa da quell'incidente è stata profonda e ha avuto un impatto duraturo sul suo comportamento futuro.

Questi errori e gli apprendimenti che ne sono seguiti hanno avuto un impatto notevole non solo su Luca, ma sull'intera famiglia. Ci hanno insegnato il valore della **pazienza**, **dell'empatia** e dell'importanza di supportarsi a vicenda. Come famiglia, abbiamo imparato che gli errori sono naturali e che la chiave è come li affrontiamo e cresciamo attraverso di essi.

La nostra casa è diventata un luogo dove gli errori non sono visti come fallimenti, ma come opportunità per imparare e migliorare. Questo approccio ha creato un ambiente in cui Luca può sperimentare, sbagliare e, cosa più importante, recuperare senza paura di giudizio.

Imparare dall'errore in casa nostra è diventato sinonimo di crescita. Ogni passo falso di Luca è una possibilità per lui di diventare più forte, più saggio e più resiliente. Questi momenti, sebbene sfidanti, sono diventati lezioni preziose che hanno plasmato Luca in un individuo capace, consapevole e pronto ad affrontare il mondo. In ogni errore, abbiamo trovato una forza nascosta, un'opportunità per rafforzare il nostro legame e per insegnare a Luca il valore dell'apprendimento continuo e dell'auto-miglioramento.

7.4. Resilienza e Adattabilità

Nel percorso di crescita di Luca con l'ADHD, i concetti di resilienza e adattabilità sono diventati pilastri fondamentali. La capacità di adattarsi alle situazioni in continua evoluzione e di rimbalzare dopo le sfide è stata essenziale per il suo sviluppo e benessere.

La resilienza di Luca è emersa in molteplici occasioni, ma un episodio in particolare mi ha profondamente colpita. Durante un progetto scolastico di gruppo, Luca si trovò di fronte a notevoli difficoltà. Le sue idee erano inizialmente ignorate dal gruppo, e lui stava lottando per farsi ascoltare. Questa esperienza lo aveva lasciato visibilmente turbato. Quella sera, abbiamo avuto una lunga conversazione sul divano di casa. Gli ho spiegato che, sebbene non possiamo sempre controllare come gli altri ci trattano, possiamo controllare come reagiamo e come ci adattiamo a queste situazioni. Ricordo il modo in cui Luca ha assorbito queste parole, riflettendo profondamente su di esse.

Nelle settimane seguenti, ho osservato con ammirazione come Luca avesse adottato un approccio diverso. Aveva iniziato a esprimere le sue idee con maggiore fiducia, ma anche ad ascoltare attivamente i suggerimenti degli altri. La sua capacità di adattarsi a questa dinamica difficile e di mantenere la calma e la concentrazione è stata una chiara manifestazione della sua crescente resilienza. Alla fine del progetto, non solo le sue idee erano state accolte, ma era anche diventato un membro rispettato del gruppo. Questa esperienza ha rafforzato la sua autostima e ha mostrato a Luca che, con resilienza e adattabilità, poteva superare ostacoli che inizialmente sembravano insormontabili.

Un altro momento significativo di resilienza e adattabilità si è verificato quando abbiamo dovuto cambiare la routine quotidiana di Luca a causa di un imprevisto familiare. La sua routine era sempre stata una pietra angolare per gestire l'ADHD, e questo cambiamento improvviso aveva il potenziale di sconvolgerlo profondamente. Tuttavia, con il supporto e le rassicurazioni costanti, Luca ha mostrato una sorprendente capacità di adattarsi alla nuova routine. Questa flessibilità non era qualcosa che potevamo dare per scontata; era il risultato di anni di lavoro su sé stesso, di comprendere che, sebbene le situazioni possano cambiare, lui aveva la forza interiore per affrontarle.

La resilienza e l'adattabilità di Luca non sono solo qualità che lo aiutano a navigare nella vita con l'ADHD; sono lezioni di vita per tutti noi in famiglia. Ci hanno insegnato il valore della pazienza, dell'accettazione e della capacità di affrontare i cambiamenti con un atteggiamento positivo. Ogni volta che Luca mostra la sua forza interiore, ci ricorda che, nonostante le difficoltà, possiamo trovare modi per adattarci e crescere.

Imparare dalla resilienza e dall'adattabilità di Luca è stato un dono inestimabile. Ha trasformato la nostra prospettiva, insegnandoci che la vita può essere imprevedibile e a volte difficile, ma con la giusta mentalità, possiamo affrontare e superare qualsiasi sfida. Luca è diventato il nostro esempio vivente di come l'adattabilità e la resilienza possano portare a un'autentica crescita e a una felicità duratura.

7.5. Lezioni Imparate e Crescita Personale

Attraverso il viaggio con Luca e il suo ADHD, abbiamo imparato insieme innumerevoli lezioni che hanno guidato la nostra crescita personale e collettiva. Ogni sfida, ogni momento di felicità e di difficoltà, ci ha insegnato qualcosa di prezioso sulla vita, sull'amore e sulla forza umana.

Una delle lezioni più importanti che Luca mi ha insegnato è la **forza dell'empatia**. Vedere il mondo attraverso i suoi occhi mi ha aperto a una nuova comprensione dell'ADHD e delle sue sfide. Ho imparato che l'empatia non significa solo provare compassione, ma cercare attivamente di comprendere e condividere i sentimenti di Luca. Questa comprensione più profonda ha rafforzato il nostro legame e mi ha aiutato a sostenerlo in modi più significativi.

Luca mi ha anche insegnato il valore dell'**accettazione**. Accettare Luca per chi è, ADHD compreso, è stata una trasformazione radicale del mio modo di pensare. Ho imparato che l'accettazione non è una resa, ma un riconoscimento e una celebrazione della sua unicità. L'accettazione mi ha permesso di lasciar andare le aspettative irrealistiche e di apprezzare le meravigliose qualità che Luca possiede.

La **pazienza** è stata un'altra lezione cruciale. Luca non ha sempre seguito il percorso che avevo immaginato per lui, e questo è stato a volte fonte di frustrazione. Ma ho imparato che la pazienza non è solo attendere; è credere nel potenziale di Luca e dargli il tempo di sviluppare le sue capacità al suo ritmo. Questa pazienza mi ha permesso di celebrare ogni piccolo passo che faceva, riconoscendo che ogni progresso, per quanto piccolo, è significativo.

Luca mi ha insegnato anche il valore della **resilienza**. La sua capacità di affrontare le sfide e di rimbalzare dopo i momenti difficili è stata fonte di ispirazione. Ho visto in lui una forza che non sapevo esistesse e che mi ha spinto a trovare la mia resilienza interiore. Insieme, abbiamo imparato che la resilienza non è solo superare le difficoltà, ma anche trovare gioia e forza in esse.

Infine, la crescita personale che abbiamo sperimentato è stata immensa. Luca, con la sua pura determinazione e gioia di vivere, ha trasformato non solo la sua vita, ma anche la mia. Ho imparato a vedere oltre le etichette e i pregiudizi, a celebrare ogni momento, e a trovare la gioia nelle piccole cose. La nostra crescita è stata un viaggio di scoperta reciproca, un cammino che ci ha insegnato a essere migliori, più compassionevoli e più comprensivi.

In sintesi, le lezioni apprese e la crescita personale che Luca ha portato nella mia vita sono incommensurabili. Ogni giorno con lui è un regalo, una nuova opportunità per imparare e crescere insieme. Il nostro viaggio con l'ADHD è stato ricco di sfide, ma anche di amore, risate e momenti preziosi. Queste esperienze hanno arricchito la nostra vita in modi che non avrei mai immaginato, insegnandoci il vero significato della forza, dell'amore e della vita stessa.

Capitolo 8: Riflessioni e Consigli

8.1. Bilancio del Viaggio

Mentre mi siedo a riflettere sul viaggio che ho intrapreso con Luca, il mio coraggioso bambino con ADHD, non posso fare a meno di provare un profondo senso di gratitudine e di meraviglia. Questo percorso, intriso di sfide, insegnamenti e momenti di gioia, ha segnato profondamente la nostra vita, insegnandoci il vero significato della forza, della resilienza e dell'amore.

Dall'inizio di questo viaggio, quando Luca è stato diagnosticato con l'ADHD, ho sperimentato un caleidoscopio di emozioni: dalla paura e dall'incertezza iniziali, alla speranza e alla determinazione che sono cresciute nel tempo. Ogni fase di questo percorso è stata unica, portando con sé sfide specifiche ma anche opportunità inaspettate di crescita e apprendimento.

Ricordo i primi giorni, carichi di domande e dubbi. *"Come posso aiutare Luca al meglio?" "Cosa significa questa diagnosi per il suo futuro?"* Queste domande mi hanno spinta a cercare informazioni, a parlare con esperti e a unirmi a gruppi di supporto. Questa ricerca non solo mi ha fornito le conoscenze necessarie per aiutare Luca, ma mi ha anche aperto gli occhi sulla bellezza e sulla complessità del suo mondo.

Guardando indietro, vedo chiaramente i momenti di crescita e di trionfo. Ogni piccolo successo di Luca, ogni ostacolo superato, è stato un motivo di celebrazione. La sua resilienza, la sua determinazione a superare le sfide quotidiane, e la sua capacità di trovare gioia nelle piccole cose hanno illuminato i nostri giorni e hanno rafforzato il nostro spirito.

Uno degli aspetti più significativi di questo viaggio è stata la nostra trasformazione come famiglia. Abbiamo imparato a comunicare in modi più efficaci, a supportarci a vicenda e ad adattarci alle esigenze di ciascuno. Abbiamo scoperto che l'ADHD non definisce Luca; è solo una parte di chi è. Questa consapevolezza ci ha aiutato ad abbracciare la sua unicità e a celebrare la sua individualità.

La crescita personale che ho sperimentato in questo viaggio è stata immensa. Sono diventata più paziente, più empatica e più resiliente. Luca mi ha insegnato a vedere il mondo da una prospettiva diversa, a trovare la bellezza nella diversità e a celebrare ogni momento della vita.

Il bilancio di questo viaggio con Luca è, senza dubbio, positivo. Nonostante le difficoltà e gli ostacoli, abbiamo trovato un modo per navigare in questo mare a volte tempestoso. Abbiamo imparato che, con l'amore, il supporto e la comprensione, è possibile superare qualsiasi sfida.

Questo viaggio con l'ADHD non è stato solo un percorso di crescita per Luca, ma per tutta la nostra famiglia. Ogni passo, ogni lezione appresa, ogni sorriso e ogni lacrima hanno contribuito a costruire la storia della nostra vita. Una storia di resilienza, di adattabilità e di amore incondizionato. Guardando avanti, sono piena di speranza e di fiducia nel futuro, sapendo che, insieme, possiamo affrontare qualsiasi cosa ci riservi la vita.

8.2. Consigli per Altri Genitori

Da madre di un bambino con ADHD, ho raccolto una serie di consigli che desidero condividere con altri genitori che si trovano in un percorso simile. Queste riflessioni sono frutto della mia esperienza personale, arricchita dalle gioie e dalle sfide che Luca e io abbiamo affrontato insieme.

1. **Accettazione e Comprensione:**
   - Accettate vostro figlio così com'è. L'ADHD è solo una parte del loro essere, non la definisce completamente.
   - Informatevi il più possibile sull'ADHD. La conoscenza vi aiuterà a comprendere meglio vostro figlio e a supportarlo efficacemente.

2. **Comunicazione Aperta:**
   - Incoraggiate la comunicazione aperta. Ascoltate ciò che vostro figlio ha da dire, senza giudizio.

- Usate un linguaggio chiaro e diretto. Spesso i bambini con ADHD beneficiano di istruzioni semplici e comprensibili.

3. Costruire una Routine Strutturata:

- Stabilite una routine quotidiana. I bambini con ADHD spesso prosperano in un ambiente prevedibile.
- Siate flessibili. Nonostante l'importanza della routine, essere pronti ad adattarsi a cambiamenti improvvisi è fondamentale.

4. Celebrazione dei Successi:

- Celebrate i piccoli successi e i progressi. Questo rafforza la fiducia in sé e l'autostima.
- Riconoscete gli sforzi, non solo i risultati. L'impegno è tanto importante quanto i traguardi raggiunti.

5. Gestione delle Emozioni e della Frustrazione:

- Insegnate ai vostri figli tecniche di gestione delle emozioni. La respirazione profonda, la meditazione o l'esercizio fisico possono essere utili.

- Affrontate la frustrazione con empatia. Comprendere le emozioni del vostro bambino è essenziale per aiutarlo a gestirle.

6. Supporto e Risorse:

- Cercate supporto. I gruppi di supporto per genitori di bambini con ADHD possono offrire conforto e consigli utili.
- Non esitate a chiedere aiuto a professionisti. Psicologi, insegnanti specializzati e terapisti possono offrire supporto e strategie mirate.

7. Educazione Positiva e Rinforzo:

- Usate tecniche di educazione positiva. Rinforzate i comportamenti desiderati piuttosto che punire quelli negativi.
- Stabilite aspettative realistiche e raggiungibili. Celebrate i passi avanti, indipendentemente dalle loro dimensioni.

8. Creare un Ambiente Stimolante e Sicuro:

- Fornite un ambiente domestico che incoraggi l'apprendimento e la creatività.
- Assicuratevi che la casa sia un luogo sicuro dove vostro figlio possa sentirsi a proprio agio e amato.

9. Imparare dall'Errore:

- Insegnate che l'errore fa parte dell'apprendimento. Ogni errore è un'opportunità per crescere.
- Affrontate gli errori con comprensione e guida, piuttosto che con delusione o frustrazione.

10. Sostenere l'Indipendenza e l'Autostima:

- Incoraggiate l'indipendenza. Lasciate che vostro figlio prenda piccole decisioni e svolga compiti da solo.
- Rinforzate l'autostima. Ricordate a vostro figlio quanto sia speciale e capace.

Questi consigli, sebbene non esaustivi, sono pilastri che hanno sostenuto il nostro viaggio con l'ADHD. Ogni bambino è unico, e ciò che funziona per uno potrebbe non essere adatto per un altro. Tuttavia, la chiave è l'amore, la pazienza e l'impegno a supportare vostro figlio nel modo che meglio si adatta a lui. Ricordate, siete il più grande alleato del vostro bambino, e insieme potete navigare le sfide dell'ADHD e trasformarle in opportunità di crescita e di gioia condivisa.

8.3. L'importanza dell'Auto-Cura

Nel percorso con Luca e la sua esperienza con l'ADHD, ho scoperto quanto sia fondamentale l'auto-cura, non solo per il mio benessere, ma anche per essere la madre che Luca merita. La realizzazione che non potevo versare da un bicchiere vuoto è stata una delle più grandi lezioni che ho imparato.

All'inizio, mi ero immersa totalmente nel ruolo di madre di un bambino con esigenze speciali, mettendo da parte i miei bisogni e le mie emozioni. Tuttavia, con il tempo, ho capito che trascurare me stessa non era solo insostenibile, ma anche controproducente. Se non fossi stata al mio meglio, come avrei potuto offrire a Luca il sostegno e l'amore di cui aveva bisogno?

Ho iniziato a dedicare tempo **all'auto-cura**, riconoscendo che non era un atto di egoismo, ma una necessità vitale. Questo includeva momenti semplici come una passeggiata da sola, un bagno caldo alla fine della giornata, o anche solo un'ora di lettura ininterrotta. Questi momenti di tranquillità e riflessione mi hanno permesso di ricaricarmi e di tornare più forte e più paziente.

Un'altra parte fondamentale dell'auto-cura è stata il **prendersi il tempo per riflettere** sulle mie emozioni e sulle mie reazioni. Essere madre di un bambino con ADHD può essere emotivamente esigente. Ho imparato l'importanza di esprimere le mie emozioni in modi sani, sia attraverso la scrittura, sia parlando con un amico fidato o un professionista. Questo mi ha aiutato a mantenere un equilibrio emotivo e a evitare il sovraccarico.

Ho anche scoperto l'importanza **dell'esercizio fisico** e di una **dieta equilibrata**. Mantenere il mio corpo in salute è stato essenziale per mantenere la mia energia e la mia salute mentale. L'attività fisica regolare, anche qualcosa di semplice come una camminata quotidiana, ha avuto un impatto significativo sul mio umore e sulla mia resistenza.

Dedicare tempo alle **relazioni e agli interessi personali è** stata un'altra parte cruciale dell'auto-cura. Mantenere amicizie, coltivare hobby e interessi che mi appassionano, mi ha dato uno sfogo per esprimere me stessa al di fuori del mio ruolo di madre. Questo mi ha permesso di tornare alla mia famiglia con una nuova prospettiva e rinnovata energia.

L'auto-cura ha incluso anche l'accettazione di **chiedere e accettare aiuto**. Imparare a delegare, sia in casa sia all'esterno, e accettare il sostegno di amici e familiari è stato fondamentale. Questo non solo mi ha alleggerito il carico, ma ha anche insegnato a Luca l'importanza della comunità e del sostegno reciproco.

Infine, ho imparato a **celebrare i miei successi personali** e a riconoscere i miei progressi come madre e come individuo. Ogni piccolo passo verso la cura personale è stato un trionfo, un segno che stavo diventando la migliore versione di me stessa.

L'auto-cura non è un percorso lineare; è un processo continuo di apprendimento e adattamento. Ma è essenziale ricordare che prendersi cura di sé stessi è la chiave per essere in grado di prendersi cura degli altri. Questa consapevolezza mi ha permesso di accompagnare Luca nel suo viaggio con una maggiore serenità, forza e gioia, ricordandomi che la mia salute e felicità sono fondamentali per il benessere della nostra intera famiglia.

8.4. Guardare al Futuro

Mentre mi avvicino alla fine di questo racconto del nostro viaggio con l'ADHD, i miei pensieri si rivolgono inevitabilmente al futuro. Guardare al futuro con un figlio che ha l'ADHD è un equilibrio tra realismo e ottimismo, una danza tra accettare le sfide e abbracciare le infinite possibilità che la vita offre.

Immaginare il futuro di Luca mi riempie di speranza e di aspettativa. Spero che lui possa continuare a crescere e a svilupparsi, non solo come individuo con l'ADHD, ma come una persona completa, con sogni, passioni e aspirazioni. **Spero che Luca trovi la sua strada nel mondo**, una strada che rispetti le sue unicità e i suoi talenti.

Sogno un futuro per Luca dove la sua **creatività e vivacità** vengano celebrate e dove possa utilizzare le sue straordinarie capacità per realizzare tutto ciò che desidera. Spero che lui possa sempre mantenere quella scintilla di gioia e curiosità che lo ha sempre contraddistinto, e che possa utilizzarla per navigare nelle acque, a volte turbolente, della vita.

Guardando al futuro, desidero anche che Luca continui a sviluppare la sua **resilienza e la sua autostima**. Queste qualità, che ha coltivato con tanta fatica, saranno le sue migliori alleate nelle sfide che incontrerà. Spero che possa affrontare ogni nuova esperienza con coraggio e fiducia, sapendo che ha le risorse per superare qualsiasi ostacolo.

Spero che nel futuro Luca possa stabilire **relazioni significative**, sia in amicizia sia in amore. Desidero che sia circondato da persone che lo comprendano, lo apprezzino per chi è e condividano la sua visione della vita. Sogno che possa trovare compagni di viaggio che lo arricchiscano e lo sostengano nei momenti difficili.

Sogno anche che Luca possa trovare un lavoro che lo appassioni e lo soddisfi, un ambiente dove le sue particolari abilità e il suo modo di pensare siano visti come risorse preziose. **Desidero che il suo lavoro non sia solo un modo per guadagnarsi da vivere, ma anche un'espressione della sua vera essenza.**

Come madre, il mio ruolo nel futuro di Luca sarà quello di sostegno, guida e, soprattutto, di ascolto. Sarò sempre qui per lui, per celebrare i suoi successi, confortarlo nei momenti difficili e per offrirgli consigli quando ne avrà bisogno. Tuttavia, spero anche di vederlo crescere in autonomia, prendendo le sue decisioni e forgiando il suo cammino unico nella vita.

Guardare al futuro con Luca mi insegna che, nonostante le incertezze e le sfide che l'ADHD può portare, c'è sempre spazio per la speranza e per la realizzazione personale. Il futuro di Luca è un libro aperto, pieno di pagine ancora da scrivere, storie ancora da raccontare e sogni ancora da realizzare. **La nostra avventura con l'ADHD non è un limite, ma un punto di partenza per un futuro pieno di possibilità illimitate.**

8.5. Messaggio di Speranza e Incoraggiamento

Nel concludere il racconto del nostro viaggio con l'ADHD, desidero lasciare un messaggio di speranza e incoraggiamento a tutti i genitori e i bambini che affrontano sfide simili. Il viaggio con l'ADHD può essere turbolento, pieno di incertezze e di momenti difficili, ma è anche un percorso di immenso amore, di scoperta e di crescita.

A tutti i genitori che si trovano in questa situazione, voglio dire: **non siete soli**. So che ci sono giorni in cui la stanchezza e la frustrazione possono sembrare insormontabili. Ci saranno momenti in cui vi sentirete persi, confusi, forse addirittura disperati. Ma in questi momenti, ricordatevi che ogni grande viaggio comporta delle sfide. E proprio come ogni faro illumina la via alle navi in tempesta, così la vostra forza e il vostro amore saranno la guida per i vostri bambini.

Ricordate che ogni bambino con ADHD è unico, con i suoi talenti, le sue passioni e i suoi sogni. Celebrate queste qualità, incoraggiando i vostri figli a esplorare e ad abbracciare la loro unicità. **La** diversità del vostro bambino **non è un deficit, ma una ricchezza**, una prospettiva speciale sul mondo che può portare a successi inaspettati e a gioie autentiche.

Affrontare l'ADHD richiede **pazienza, comprensione e una dose infinita di amore incondizionato**. Ci saranno progressi e battute d'arresto, ma ogni passo, sia avanti che indietro, è parte del viaggio. Non scoraggiatevi per le difficoltà o gli errori; essi sono insegnanti preziosi che ci mostrano come crescere e come aiutare i nostri figli a diventare la migliore versione di se stessi.

Inoltre, **prendetevi cura di voi stessi**. L'auto-cura non è un lusso, ma una necessità. Solo quando siete al vostro meglio, potete offrire il meglio ai vostri figli. Non abbiate paura di chiedere aiuto, di condividere i vostri carichi e di trovare momenti di tranquillità per voi stessi.

A tutti i bambini con ADHD, voglio dire: **voi siete straordinari**. Avete una forza, una resilienza e una creatività che vi rendono unici. Non lasciate che le etichette definiscano chi siete o ciò che potete fare. Il mondo è pieno di possibilità e voi avete tutto ciò che serve per coglierle. Credete in voi stessi, nei vostri sogni e nella vostra capacità di superare qualsiasi sfida.

E, infine, a tutti: ricordate che **l'amore è la forza più potente**. È l'amore che ci spinge a superare le difficoltà, a lottare per i nostri cari e a trovare la luce anche nei momenti più bui. **Con amore, pazienza e determinazione, non c'è tempesta che non possa essere superata.**

Il viaggio con l'ADHD è un percorso di scoperte continue, un viaggio che, nonostante le sue sfide, è ricco di momenti di gioia, di successi e di crescita. E come ogni viaggio, è meglio quando condiviso con amore e sostegno. Ricordate: in questo viaggio, non camminate mai da soli.

Lettera a cuore aperto

Cara Lettrice,

*Mentre mi accingo a scrivere queste ultime parole, il mio cuore è pieno di emozioni contrastanti: **gioia, gratitudine, speranza** e una profonda riflessione. Vorrei condividere con te dove si trova oggi Luca, il mio meraviglioso bambino con ADHD, e cosa questo viaggio ha significato per noi.*

*Luca, ora un po' più grande, è diventato un ragazzo incredibile. Ogni giorno, continua a stupirmi con la sua **resilienza, la sua creatività e la sua capacità di affrontare la vita con un sorriso**, nonostante le sfide che l'ADHD porta con sé. Ha imparato a navigare nel mondo con una consapevolezza e una forza che vanno oltre la sua età. Le sue risate riempiono la nostra casa, e i suoi progressi sono un costante promemoria del potere della tenacia e dell'amore.*

*A te, cara mamma che stai leggendo, voglio dire che **sei più forte** di quanto pensi. Sei il faro nella tempesta, la guida amorevole che tuo figlio cerca quando le acque si fanno turbolente. Sappi che ogni tua lotta, ogni tuo sacrificio, ogni tua lacrima versata in silenzio non passa inosservata. Sei l'eroe non celebrato di questa storia, la forza silenziosa che tiene tutto insieme.*

So che ci sono giorni in cui ti senti sopraffatta, giorni in cui dubiti delle tue capacità. Ma voglio che tu sappia che non sei sola. Ognuna di noi, ogni madre che percorre questo cammino, condivide le tue paure, le tue speranze e i tuoi sogni. E proprio come me, troverai la forza di continuare, di sorridere, di amare e di guidare tuo figlio attraverso questa avventura.

Con questo libro, ho cercato di aprirti una finestra sul nostro mondo, di condividere le lezioni apprese, le gioie vissute e le sfide superate. Se in queste pagine hai trovato conforto, comprensione o anche solo un senso di comunità, allora il mio cuore si riempie di gioia.

*Se questo libro ti ha toccata, se ha illuminato anche solo un piccolo angolo del tuo viaggio con l'ADHD, **ti sarei infinitamente grata se potessi condividere la tua esperienza con una recensione su Amazon**. Le tue parole potrebbero essere il faro per un'altra madre in cerca di conforto, il segno che anche lei non è sola in questo cammino.*

In conclusione, voglio lasciarti con un augurio: che tu possa trovare la forza di sorridere anche nei giorni più bui, che tu possa vedere la bellezza nel tuo bambino ogni giorno e che, insieme, possiate danzare in questa vita, superando ogni ostacolo con amore e speranza.

Con tutto il mio cuore,

Valentina Corsetti
Mamma di Luca, guerriero dell'ADHD

www.ingramcontent.com/pod-product-compliance
Lightning Source LLC
Chambersburg PA
CBHW050731260726
48661CB00001B/181